Hefte zur Zeitschrift „Der Unfallchirurg"

Herausgegeben von:
L. Schweiberer und H. Tscherne

248

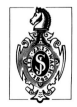

Für Annette

Hajo Thermann

Die funktionelle Behandlung der frischen Achillessehnenruptur

Mit 77 Abbildungen und 11 Tabellen

Springer-Verlag

Berlin Heidelberg New York London Paris Tokyo
HongKong Barcelona Budapest

Reihenherausgeber

Professor Dr. Leonhard Schweiberer
Direktor der Chirurgischen Universitätsklinik München Innenstadt
Nußbaumstraße 20, D-80336 München

Professor Dr. Harald Tscherne
Medizinische Hochschule, Unfallchirurgische Klinik
Konstanty-Gutschow-Straße 8, D-30625 Hannover

Autor

Priv.-Doz. Dr. Hajo Thermann
Medizinische Hochschule, Unfallchirurgische Klinik
Konstanty-Gutschow-Straße 8, D-30625 Hannover

ISBN 3-540-59068-4 Springer Verlag Berlin Heidelberg New York

Die Deutsche Bibliothek – CIP-Einheitsaufnahme

[Der **Unfallchirurg** / **Hefte**] Hefte zur Zeitschrift „Der Unfallchirurg". – Berlin ; Heidelberg ;
New York ; London ; Paris ; Tokyo ; Hong Kong ; Barcelona ; Budapest : Springer.
Früher Schriftenreihe
Bis 226 (1992) u.d.T.: Hefte zur Unfallheilkunde
Reihe Hefte zu: Der Unfallchirurg
NE: HST
248. Thermann, Hajo: Die funktionelle Behandlung der frischen Achillessehnenruptur. – 1996
Thermann, Hajo: Die funktionelle Behandlung der frischen Achillessehnenruptur :
mit 11 Tabellen / Hajo Thermann. – Berlin ; Heidelberg ; New York ; London ; Paris ; Tokyo ;
Hong Kong; Barcelona ; Budapest : Springer, 1996
(Hefte zur Zeitschrift „Der Unfallchirurg" ; 248)
Zugl.: Hannover, Med. Hochsch., Habil.-Schr., 1993
ISBN 3-540-59068-4

Dieses Werk ist urheberrechtlich geschützt. Die dadurch begründeten Rechte, insbesondere die der
Übersetzung, des Nachdrucks, des Vortrags, der Entnahme von Abbildungen und Tabellen, der
Funksendung, der Mikroverfilmung oder der Vervielfältigung auf anderen Wegen und der Speicherung in Datenverarbeitungsanlagen, bleiben, auch bei nur auszugsweiser Verwertung, vorbehalten.
Eine Vervielfältigung dieses Werkes oder von Teilen dieses Werkes ist auch im Einzelfall nur in den
Grenzen der gesetzlichen Bestimmungen des Urheberrechtsgesetzes der Bundesrepublik Deutschland vom 9. September 1965 in der jeweils geltenden Fassung zulässig. Sie ist grundsätzlich vergütungspflichtig. Zuwiderhandlungen unterliegen den Strafbestimmungen des Urheberrechtsgesetzes.

© Springer-Verlag Berlin Heidelberg 1996
Printed in Germany

Die Wiedergabe von Gebrauchsnamen, Handelsnamen, Warenbezeichnungen usw. in diesem Werk
berechtigt auch ohne besondere Kennzeichnung nicht zu der Annahme, daß solche Namen im Sinne
der Warenzeichen- und Markenschutz-Gesetzgebung als frei zu betrachten wären und daher von
jedermann benutzt werden dürften.
Produkthaftung: Für Angaben über Dosierungsanweisungen und Applikationsformen kann vom
Verlag keine Gewähr übernommen werden. Derartige Angaben müssen vom jeweiligen Anwender
im Einzelfall anhand anderer Literaturstellen auf ihre Richtigkeit überprüft werden.

Satz: FotoSatz Pfeifer GmbH, D-82166 Gräfelfing
SPIN: 10496009   24/3135 – 5 4 3 2 1 0 – Gedruckt auf säurefreiem Papier

Vorwort

Die Behandlung der frischen Achillessehnenruptur hat unter verschiedenen Aspekten einen erheblichen Schub erfahren. 1. Die Entwicklungen in der Weichteildiagnostik mit Ultraschallsonographie und Kernspintomographie ermöglichen die Objektivierung der unterschiedlichen Phänomene der Rupturmorphologie sowie die Kontrolle des Heilverlaufes. 2. Das Konzept der funktionellen (Nach)Behandlung führte bei verschiedenen sporttraumatologischen Verletzungen zu besseren Ergebnissen bei verkürzter Rehabilitationszeit. 3. Aufgrund der vielseitigen Freizeitaktivitäten hat die Bedeutung der frischen Achillessehnenruptur zugenommen.

Diese Monographie führt über die Darstellung der Anatomie und Biomechanik der Achillessehne zur Ätiologie, Pathogenese und Phänomenologie der frischen Achillessehnenruptur. Die aktuellen diagnostischen Standards wie Kernspintomographie und Ultraschallsonographie in der klinischen Anwendung und ihrer Aussagekraft unter Einbeziehung des theoretischen Backgrounds werden zusammen mit Hinweisen auf Fehlermöglichkeiten ausführlich dargestellt.

Aus der umfassenden Beschreibung der bisherigen therapeutischen Optionen der Behandlung der frischen Achillessehnenruptur heraus wird das Konzept der funktionellen Behandlung der frischen Achillessehnenruptur dargelegt und in Form einer prospektiv randomisierten klinischen Studie überprüft.

Im experimentellen Teil werden zum einen an Präparaten das biomechanische Verhalten der menschlichen Achillessehne unter Verwendung moderner Materialprüftechnik evaluiert. Ferner wird im Tierexperiment die Sehnenheilung bei operativen funktionellen Therapien mit der primär funktionellen Behandlung unter biomechanischen und histologischen Aspekten verglichen.

Dieses Buch ist Ausdruck der harmonischen Teamarbeit an unserer Klinik, so daß ich allen Beteiligten meinen Dank aussprechen möchte.

Mein besonderer Dank gilt:

Herrn Professor Dr. med. H. Tscherne, dem „geistigen Vater" der funktionellen Behandlung der Achillessehnenruptur, meinem hochgeschätzten Lehrer und verehrten Chef, dessen wohlwollender Förderung ich meinen fachlichen und wissenschaftlichen Werdegang verdanke,

Herrn Professor Dr. med. H. Zwipp, dessen reiche klinische Erfahrung und kreative wissenschaftliche Fähigkeiten wertvolle Anregungen ermöglichten, für seine langjährige Unterstützung und Zusammenarbeit sowie für wertvolle Hinweise und Kritik bei der Erstellung dieser Arbeit,

den Kollegen *Dr. med. A. Biewener, Dr. med. M. Holch* sowie meinen Doktoranden

Herrn *cand. med. A. Beck* und Herrn *cand. med. O. Frerichs* für die Unterstützung, Anregungen, Kritik und den unermüdlichen Einsatz bei der Durchführung und Auswertung der experimentellen Projekte,

den Kollegen *PD Dr. med. Ch. Krettek* und *Dr. med. P. Schandelmaier* für die freundschaftliche Unterstützung und Hilfestellung beim biomechanischen Aufbau und den Messungen,

Herrn *R. Beck*, Herrn *H. Wesche* sowie Frau *I. Grube* und Frau *K. Krumm* für die Anfertigung erstklassiger Computergraphiken und exzellenter Photoarbeiten,

Frau *I. Alberts* für die Anfertigung der hervorragenden histologischen Schnitte,

Herrn Orthopädie-Schumachermeister *B. Schieving* für herzliche Zusammenarbeit bei der Entwicklung des „Variostabil"-Schuhs,

der *Gesellschaft der Freunde der Medizinischen Hochschule Hannover* für die finanzielle Ausrüstung der experimentellen Projekte.

H. Thermann
Hannover

Inhaltsverzeichnis

1	**Einleitung**	
1.1	Thematik	1
1.2	Historischer Rückblick	2
1.3	Klinische Relevanz der Diagnostik und Therapie der frischen Achillessehnenruptur	4
1.3.1	Definition des Krankheitsbildes	4
1.3.2	Topographische Anatomie	4
1.3.3	Feingeweblicher Aufbau	8
1.3.4	Funktionelle Anatomie	9
1.3.5	Mechanische Eigenschaften der Achillessehne	13
1.3.6	Ätiologie und Pathogenese der Verletzung	15
1.3.7	Phänomenologie	20
2	**Evaluation der frischen Achillessehnenruptur und des Heilverlaufs**	
2.1	Anamnese und klinische Untersuchungsmethoden	25
2.2	Apparative Untersuchungsverfahren	26
2.3	Differentialdiagnostisches Problem: Der Fersenschmerz	28
3	**Therapie der frischen Achillessehnenruptur**	
3.1	Konservative Behandlungsmethoden	30
3.2	Operative Verfahren	31
3.2.1	Operationszeitpunkt	31
3.2.2	Operationsmethoden	31
3.2.3	Vorgehen bei frischer Ruptur	32
3.2.4	Vorgehen bei veralteter Ruptur	32
3.3	Operative Behandlung mit Fibrinklebung	34
3.4	Nachbehandlung	34
4	**Evaluation der frischen Achillessehnenruptur durch Ultraschallsonographie und Kernspintomographie**	
4.1	Physik der Ultraschallsonographie	37
4.1.1	Beugung	39
4.1.2	Brechung	39
4.1.3	Reflexion	39
4.1.4	Streuung	39

4.1.5	Absorption	39
4.1.6	Artefakte	40
4.2	Technik der Ultraschalluntersuchung der Achillessehne	41
4.3	Sonoanatomie der Achillessehne	42
4.4	Sonographisches Erscheinungsbild der frischen Achillessehnenruptur	43
4.4.1	Primärdiagnostik	43
4.5	Physik der Kernspintomographie	44
4.5.1	Die Darstellung der Achillessehne in der Kernspintomographie	46
4.5.2	Kernspintomographie der frischen Achillessehnenruptur	47

5 Funktionelles Behandlungskonzept der frischen Achillessehnenruptur

5.1.1	Problematik	48
5.1.2	Problemlösung	48
5.1.3	Ziel und Fragestellung der klinischen Studie	48
5.2	Material und Methode	49
5.2.1	Studienprotokoll	49
5.2.2	Funktionelles Konzept durch Spezialschuh	50
5.2.3	Nachbehandlung	51
5.2.4	Nachuntersuchung	53
5.3	Analyse und Ergebnisse der prospektiv-randomisierten Studie	53
5.3.1	Demographische Daten	53
5.3.2	Sonographische Untersuchungstechnik und Erstbefunde in der dynamischen Untersuchung	53
5.3.3	Ergebnisse der sonographischen Untersuchung	55
5.3.4	Evaluation des Heilverlaufs durch sonographisches Monitoring	57
5.3.5	Diskussion	61
5.3.6	Initialbefunde in der Kernspintomographie	63
5.3.7	Evaluation des Heilverlaufs durch NMR	64
5.3.8	Diskussion	65
5.3.9	Intraoperative Befunde	66
5.3.10	Funktionelle Ergebnisse	67
5.3.11	Diskussion	70
5.4	Schlußfolgerungen und neue Fragen	72

6 Biomechanische Untersuchung der Reißfestigkeit der menschlichen Achillessehne am Leichenpräparat

6.1	Einleitung und Fragestellung	74
6.2	Material und Methode	75
6.2.1	Prüfaufbau	75
6.2.2	Präparateinspannung	75
6.2.3	Meßdaten	77
6.3	Ergebnisse	78
6.4	Analyse der Ergebnisse	84

7	**Tierexperimentelle Untersuchung am Kaninchenmodell: Vergleich von Evaluation der Achillessehnenheilung mit biomechanischer Testung und lichtmikroskopischer Analyse**	
7.1	Einleitung und Fragestellung	86
7.2	Tiermaterial und Tierhaltung	92
7.2.1	Versuchsgruppen	92
7.3	Versuchsprotokoll	93
7.4	Methodisches Vorgehen	93
7.5	Spezialorthese zur funktionellen Behandlung	96
7.6	Biomechanische Prüfung	97
7.6.1	Prüfaufbau	97
7.6.2	Präparateinspannung	97
7.6.3	Meßdaten	98
7.7	Histologische Untersuchung in Feinschnittechnik und Paraffineinbettung	99
7.8.	Ergebnisse	100
7.8.1	Sonographische Evaluation der Sehnenheilung	100
7.8.2	Lichtmikroskopische Analyse	100
7.8.3	Biomechanische Testung mit der Zwick-Zugprüfmaschine	107
7.8.4	Biometrische Prüfung	114
7.8.5	Diskussion	116
7.9	Schlußfolgerungen und klinische Relevanz	119
8	**Zusammenfassung**	121
Literatur		125
Anhang: Die biomechanische Testung der Achillessehnenheilung am Kaninchen – Tiermodell in verschiedenen Heilungsstadien		135
Sachverzeichnis		137

1 Einleitung

„Healing alone is not the goal"
(Godfrey, 1976)

1.1 Thematik

Erkrankungen und Verletzungen der Achillessehne hatten noch in den 30er Jahren den Status eines medizinischen „Kolibris". Gesellschaftliche Veränderungen besonders in den Industriestaaten mit zunehmender Arbeitszeitverkürzung und mangelnder körperlicher Betätigung haben seit den 60er Jahren ein neues gesellschaftliches Phänomen aufkommen lassen, dessen Ausmaß, gefördert durch enorme wirtschaftliche Absatzmärkte, noch ständig zunimmt. Das Phänomen des „Freizeitsports" als Lebensphilosophie und Indikator für Lebensqualität in den letzten Jahrzehnten. Einhergehend mit dieser Entwicklung ist eine stetige Zunahme an Überlastungserkrankungen und akuten Verletzungen des Bewegungsapparats, im besonderen Maße auch der Achillessehne. Während Quenu u. Stoianovitch 1929 [195] 68 Achillessehnenrupturen bei der Durchsicht der damaligen Literatur fanden, konnte Arndt 1973 [11] von 3628 publizierten Achillessehnenrupturen berichten.

Die operative Behandlung der frischen Achillessehnenrupturen war bis Ende der 60er Jahre die Methode der Wahl, da die konservative Therapie erheblich höhere Rerupturraten bei teilweise unbefriedigenden funktionellen Resultaten erbrachte. Erst Lea u. Smith [139] konnten 1968 mit einer differenzierten Gipsbehandlung vergleichbar gute Ergebnisse erreichen. Als Folge wurde eine Vielzahl vergleichender Studien durchgeführt, ohne daß die Diskussion, welche nun die Methode der Wahl ist, eindeutig entschieden werden konnte.

Entscheidende Impulse zur Verbesserung der Ergebnisse und Verkürzung der Rehabilitationsphase sind mit Einführung der frühfunktionellen Behandlung, im Gegensatz zur immobilisierenden Gipsbehandlung, erfolgt. Hierbei haben besonders die Kniebandchirurgie und die Behandlung der fibularen Bandrupturen Vorreiterfunktion geleistet.

Schon Marti et al. [156] haben mit postoperativen Bewegungsübungen im Sprunggelenk dieses Konzept vor der weiteren Gipsbehandlung aufgegriffen.

Die Problematik der Therapiewahl (konservativ oder operativ) und einer aggressiven Nachbehandlung der frischen Achillessehnenruptur reduziert sich im wesentlichen auf 2 entscheidende Punkte:

1. Aufgrund mangelnder diagnostischer Möglichkeiten konnten keine objektiven Aussagen zur Rupturmorphologie gemacht werden. Durch die alleinige klinische Untersuchung konnte nur das Vorhandensein einer Ruptur attestiert werden. Differenzierte Bestimmungen zur Lage der Rupturenden, welche potentiellen Einfluß auf die Therapiewahl haben, waren mit „herkömmlichen" diagnostischen Möglichkeiten nicht durchführbar.

2. Die Evaluation des Heilvorgangs unter der Behandlung unterlag ausschließlich empirisch-klinischen Untersuchungen, wobei nach der immobilisierenden Phase die Möglichkeiten einer aggressiven Nachbehandlung aus Furcht vor einer Reruptur nicht ausgenutzt werden konnten.

Vergleichbar mit der Einführung der Röntgenstrahlung für die Diagnostik und Behandlung der Frakturen wurde mit der Anwendung der Kernspintomographie und der Sonographie für die Diagnostik der pathologischen Veränderungen und Verletzungen der Sehnen sowie für die Kontrollen des Heilverlaufs neue wissenschaftlich objektive Methoden entwickelt und somit ein neues Kapitel in den Behandlungsmöglichkeiten dieser Erkrankungen aufgeschlagen.

Die schon angesprochenen Fragen der Rupturpathomorphologie sowie die Kontrolle des Heilverlaufs konnten nunmehr objektiv beantwortet werden, wobei sich konsequenterweise hieraus neue Möglichkeiten der Indikationsstellung zur Therapiewahl und Nachbehandlung ergeben. Die exakte, objektive Diagnose, gepaart mit einem differenzierten Therapiekonzept und Nachbehandlung, erbringt die Möglichkeit einer Restituio ad integrum, dem erklärten Ziel unseres ärztlichen Handelns.

1.2 Historischer Rückblick

Achilles, der berühmteste Held der griechischen Mythologie, aus Phthia in Thessalien, Sohn des Peleus und der Thetis, wurde von seiner Mutter durch ein Bad im Fluß der Unterwelt, Styx, unverwundbar gemacht. Mit Ausnahme der Ferse, an welcher die Mutter das Kind haltend in den Fluß eintauchte. Dorthin lenkte Apollo seinen Pfeil, so daß der schnellste Läufer des Altertums, hilflos am Boden liegend, getötet werden konnte.

Die erste authentische Beobachtung einer Achillessehnenverletzung in der griechischen Sage datiert Benassy [19] in die Zeit der Argonauten. Der Riese Tallus, mit dem die Argonauten nach ihrer Rückkehr über Libyen nach Kreta kämpften, wies Zeichen einer Achillessehnenverletzung auf, wodurch der Kampf glücklich für die Argonauten ausging. Die Bedeutung der Durchtrennung der Achillessehne mit dem Verlust der Beweglichkeit und der daraus resultierenden Behinderung wurde über Jahrtausende bei Sklaven und Gefangenen angewendet, um somit die Flucht zu verhindern. Als Beispiel in der deutschen Heldensage ist *Wieland der Schmied* zu nennen, dem König Nidung die Sehnen der Kniekehle und Ferse durchschnitt, um sich seiner Dienste zu versichern.

Wie bedeutungsvoll die Achillessehnenverletzung in der antiken „Sporttraumatologie" war, beweist eine Darstellung auf einer altgriechischen Vase aus dem 6. Jahrhundert v. Chr. Ein griechischer Athlet wird in seinem Achillessehnenbereich von einem Knaben behandelt (Abb. 1).

Schon **Hippokrates** (460–377 v. Chr.) weist auf die besondere Gefährlichkeit von Verletzungen der Achillessehnen hin: „Quetschungen oder Wunden dieser Sehne verursachen gefährliches Fieber, das sich leicht ausbreitet, die Sinne verwirrt und schließlich tödlich endet."

Hippokrates bezeichnete diese Sehne als *neura megala* und verwendete den Plural in der Erkenntnis, daß es sich um eine Sehne mehrerer Muskeln handelt. Zu Zeiten des Altertums finden sich keine Quellen, daß diese Sehne nach Achilles benannt wurde.

Der berühmte arabische Arzt **Avicenna** (98–1037) bezeichnete sie in seinem „Kanon der Heilkunde", der Zusammenfassung der damaligen medizinischen Erkenntnisse und

Abb. 1. Achillessehnenverletzung in der Antike. (Vasenmotiv aus Arndt, 1967) [11])

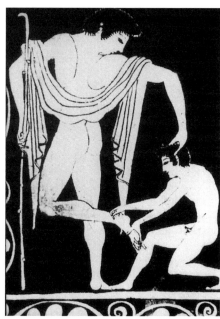

Erfahrungen, als *Chorda magna Hippocratis*. **Vesalius** (1514–1564), der berühmte Arzt des Mittelalters, nannte sie *Tendo latus*. **Pare** [187], der berühmte französische Arzt und Erstbeschreiber der Achillessehnenruptur, spricht von der *Tendon du talon*, **Thomas Bartholinus** (1616–1680) von *Tendo validissimus*.

Verheyen, Professor für Anatomie in Leyden, gilt als der Schöpfer der Bezeichnung Achillessehne. Selbst am Fuß amputiert, sezierte er selbigen und kam dabei auf den Begriff *Chorda Achilles*. Unter diesem Namen erscheint die Achillessehne erstmals 1693 als anatomischer Terminus im Kompendium der Anatomie von Verheyen. Später beschrieb **Heister** (1683–1758), Anatom und Chirurg in Helmstedt, die Sehne als *Tendo Achillis*.

Ambroise Pare' [187] veröffentlichte die erste wissenschaftliche Beschreibung einer Achillessehnenruptur in seiner Enzyklopädie 1575. Mit einer Beschreibung von 3 Fällen folgte *Jean-Louis Petit* 1722 [192], darunter der seltene Fall einer beidseitigen Ruptur, welche sich ein Gaukler bei dem Versuch, auf einen 1 m hohen Tisch im Schlußsprung zu springen, zuzog. Die 3. Beschreibung einer Achillessehnenruptur stammt von dem schwedischen Arzt *Acrel* 1759 [3]. Desweiteren wurde von der Behandlung und dem Ergebnis einer Achillessehnenruptur, die sich der englische Anatom und Chirurg *John Hunter* 1766 zuzog, berichtet [65]. *Duchanoy* u. *Montballon* [66] veröffentlichten 1775 einen weiteren Fall und der Edinburgher Chirurg und Anatom *Monroe* [169] berichtete 1781 ebenfalls von dem selbsterlittenen Fall einer Ruptur. Laut *Friaque* 1897 [82] war dies der 9. veröffentlichte Fall. *Wardenburg* [268] in Göttingen veröffentlichte 1909: „Von den verschiedenen Verbandsarten zur Wiedervereinigung getrennter Achillessehnen und den Mitteln, sie zu vervollkommnen". Gegen Ende des 19. Jahrhunderts erschienen in Frankreich, den USA und Schweden einzelne Veröffentlichungen (*Regnault* 1848 [201] und 1869, *Neucort* 1867 [175], *Longet* 1869 [146], *Richet* 1876 [205], *Polaillon* 1888 [194],

Simmons 1864 [241], *Naumann* 1896 [25, 61, 89, 147, 149, 172]. Der Wiener *Maydl* [159] beschreibt die Ruptur eines Turners beim Weitsprung. In der von *Saar* 1914 [217] verfaßten Monographie „Die Sportverletzungen" wurde die Achillessehnenruptur als typische Verletzung bei Akrobaten, Tänzern und Alpenjägern besonders hervorgehoben [27]. Die schon erwähnte Veröffentlichung von *Quenu* u. *Stoianovitch* [195] faßt mit insgesamt 66 Fällen die Weltliteratur zusammen.

Noch bis nach dem 2. Weltkrieg blieben Veröffentlichungen über Achillessehnenrupturen weitgehend Kasuistiken [2, 36, 91, 110, 209, 229, 270]. Wie selten die Achillessehnenrupturen im Vergleich zu anderen Muskel- und Sehnenrissen auftraten, belegten Statistiken aus der Mayo-Klinik von 1945–1957 [6]. Unter den 1014 behandelten Muskel- und Sehnenrissen fanden sich 22 Achillessehnenrupturen. Am Massachusetts General Hospital (Boston, USA) wurden von 1900–1954 nur 31 Achillessehnenverletzungen behandelt [138]. Veröffentlichungen aus Dänemark [46] und Finnland [62] belegen die Dominanz dieser Verletzung bei sportlicher Betätigung. Wie in der Einleitung schon erwähnt, führte die Ausweitung der Freizeitaktivitäten zur rapiden Zunahme der Inzidenz von Achillessehnenrupturen, so daß heutzutage an einem Zentrum mehr Achillessehnenrupturen in einem Jahr behandelt werden als an einer vergleichbaren Klinik in den ersten 50 Jahren dieses Jahrhunderts.

1.3 Klinische Relevanz der Diagnostik und Therapie der frischen Achillessehnenruptur

1.3.1 Definition des Krankheitsbildes

Die frische subkutane Achillessehnenruptur ist definiert als eine Ruptur der Sehnensubstanz, welche ohne vorbestehende Diskontinuität der Haut oder des Subkutangewebes entsteht. Die Ruptur kann komplett oder partial sein. Entsprechend der Entstehungsursache wird zwischen direkter und indirekter Achillessehnenruptur unterschieden.

1.3.2 Topographische Anatomie

Als die stärkste Sehne des menschlichen Körpers stellt die Achillessehne (Tendo calcaneus) die Vereinigung und den gemeinsamen Ansatz der Endsehnen der dreiköpfigen Wadenmuskulatur am Tuber calcanei dar. Der zweiköpfige M. gastrocnemius und der daruntergelegene M. soleus bilden die Wadenmuskulatur (Abb. 2).

Der M. gastrocnemius entspringt mit seinem medialen kräftigeren Kopf vom Condylus medialis femoris und mit seinem lateralen Kopf vom Condylus lateralis femoris. Beide Köpfe vereinigen sich spitzwinklig unterhalb der Kniekehle und bilden nach ihrer Verschmelzung auf der Vorderfläche eine breite Sehne, die mit der des M. soleus verschmilzt. Der M. soleus entspringt vom oberen Drittel und dem Köpfchen der Fibula sowie der proximalen posterioren Tibia, wobei der Ursprung des breiten Muskels bereits der Sehnenplatte aufliegt.

Die Aponeurose der 3 Muskeln formt eine Sehne, die oberhalb der kalkanearen Insertion etwa 10–15 cm mißt. Die Muskelfasern des M. gastrocnemius haben eine Länge zwischen 11–26 cm und die des M. soleus 3–11 cm Länge oberhalb des Kalkaneus [58]. Aufgrund der Tatsache, daß die Sehnenanteile beider Muskeln (Abb. 3) nicht geradlinig und parallel verlaufen, läßt sich die Länge nicht genau definieren; 12–15 cm kranial der Inser-

1.3 Klinische Relevanz der Diagnostik und Therapie der frischen Achillessehnenruptur

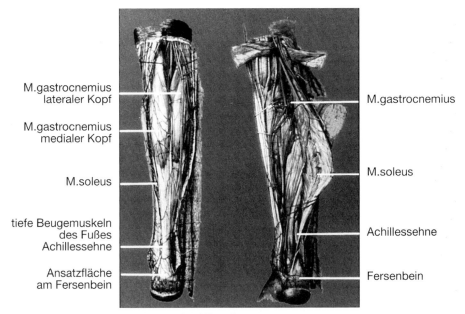

Abb. 2. Unterschenkelmuskulatur und Achillessehne

tion beginnt eine Pronation der Sehne von 30°–150° [22, 58, 273]. Cummins et al. [58] konnten feststellen, daß bei geringer Drehung eine Abgrenzung einzelner Sehnenanteile unmöglich war, während dies bei stärkerer Rotation ohne Probleme gelang. Dieser Unterschied erklärt sich aus der deutlichen Verzahnung von Faserbündeln im Falle einer geringen Rotation. Biro u. Tarsoly [22] fanden zusätzlich zur Drehung noch eine Kreuzung der Sehnenfasern etwa 2–5 cm oberhalb der kalkanearen Insertion.

In diesen Bereich ist die Sehne fast zirkulär, wobei der Durchmesser 1–1,5 cm beträgt. Die kalkaneare Insertion befindet sich im mittleren Drittel des posterioren Kalkaneus. Stucke [251, 252] berichtete, daß mit zunehmendem Alter die Insertion mehr nach proximal wandert.

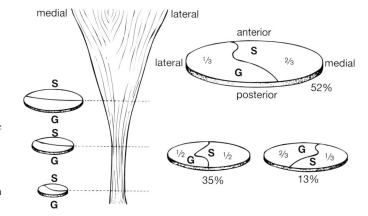

Abb. 3. Topographie der vom M. soleus und M. gastrocnemius einstrahlenden Sehnenanteile als Ausdruck der Torsion der Achillessehne

Kranial und kaudal fächert sich die Sehne auf, wobei sie nach proximal hin bis zu 6 cm breit werden kann, nach distal gleitet sie unmittelbar über einen Schleimbeutel, der die Scherkräfte der Sehne abschwächt. Im Bereich der Insertion beträgt der transverse Durchmesser 1,5–2,5 cm. Die Auffächerung der Sehne im Insertionsbereich wurde schon von Mollier [68] und Altmann [5] beschrieben. Neben der Auffächerung der Faserbündel besteht eine Aufsplitterung und Verflechtung im Bereich der Insertion. Die am meisten peripher gelegenen Anteile der Sehne strahlen in das Periost ein, während die verbleibenden Fasern in den Knochen einstrahlen [52, 53, 266]. Diese Auffächerung führt nicht zu einer Erhöhung der Anzahl der Fibrillen [168, 53], jedoch zu einer Vergrößerung des Querschnitts, da der Bereich zwischen den Sehnenfibrillen mit lockerem Bindegewebe sowie mit Fibrozyten und Chondrozyten-ähnlichen Zellen aufgefüllt ist [97].

Die Achillessehne ist von einem Hüllgewebe aus lockerem, fetthaltigem Bindegewebe, das elastische Fasern enthält, umgeben. Eine Sehnenscheide ist nicht vorhanden. Die ventrale Begrenzung bildet ein Fettpolster, welches Nerven und Gefäße enthält. Dorsal umhüllt die Fascia curris superficialis die Sehne. Ventral der Faszie befindet sich eine Gleitschicht aus zartem Bindegewebe (6–8 Schichten). Eine weitere Verminderung der Reibung wird durch ein aus den Kapillaren austretendes Gleitlager von Mukopolysacchariden erreicht, das durch Wasserbindung die Gleitfähigkeit der Sehnenoberfläche erhöht. Die Sehnenoberfläche ist vom Peritenonium umgeben, welches an den Seitenkanten am besten auszumachen ist. Letzteres geht als Epitenonium auf die Sehnenoberfläche über und ummantelt als Endotenonium die Sekundärbündel im Sehneninneren. Im Bereich des Sehnenansatzes ist die Sehne unverschieblich etwa 1–2 cm mit der Sehnenrückfläche (Faszie) verbunden. Nach Ansicht von Loetzke [33] und Schnorrenberg [232] führt diese Verbindung zu einer leichten Antekurvation der Sehne in dieser Region. Aufgrund des geringen Sehnenquerschnitts im Vergleich zur Wadenmuskulatur (120- bis 150mal kleiner, andere Sehnen 1:50 bis 1:100) resultiert eine hohe Faserdichte, da jede Muskelfibrille sich in eine Sehnenfibrille fortsetzt.

Die Achillessehne wird im wesentlichen von den im umgebenden Gleitgewebe vorhandenen Blut- und Lymphgefäßen versorgt. Besondere Bedeutung kommen den ventralseitig gelegenen Gefäßen zu. Die Versorgung aus dem Periost des Kalkaneus und aus den Muskelbäuchen spielt nur eine untergeordnete Rolle. Die arterielle Versorgung erfolgt hauptsächlich aus der A. tibialis posterior, wobei der proximale Sehnenabschnitt durch den R. recurrens versorgt wird, während der distale Sehnenanteil durch das Rete arteriosum calcaneare ernährt wird, welches aus dem R. communicans der A. tibialis posterior mit der A. fibularis entspringt.

Über das Endotendinium gelangen die Gefäße in das Sehneninnere. Der Gesamtquerschnitt dieser Gefäße ist über dem Fersenbein am höchsten und nimmt nach proximal ab. Ein Minimum erreicht er 4–6 cm kranial der Insertion, dem Bereich der geringsten Sehnendicke. Zwischen den Sehnenbündeln liegend, zeigen die Gefäße einen longitudinalen Verlauf. Der venöse Abfluß in die fibularen und tibialen Venen der Knöchelregion wird durch die oberflächlichen und tiefen Venen, welche durch zahlreiche Vv. communicantes verbunden sind, gewährleistet.

Carr u. Norris [43] konnten in einer mikrovaskulären Studie an Kadaverachillessehnen mittels Bariumsulfat und Indian-Ink-Färbungen eine signifikante Reduktion der Vaskularisation (Durchschnitt des relativen Gefäßquerschnitts der intratendinealen Gefäße) im Bereich zwischen 4–6 cm kranial der Sehneninsertion in den Kalkaneus nachweisen (Abb. 4). Bei Einspritzung des Farbstoffs kam es zu einer Darstellung von zahllosen

1.3 Klinische Relevanz der Diagnostik und Therapie der frischen Achillessehnenruptur 7

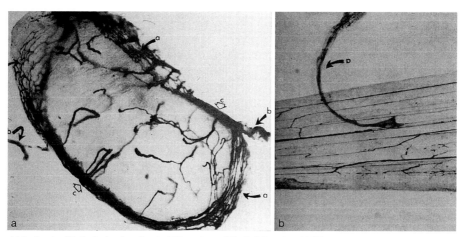

Abb. 4 a, b. Vaskularisation der Achillessehne. (Nach Schatzker 1969)

Gefäßen im Bereich des Paratenons, welche über die anteriore Oberfläche und das Mesotenon in die Sehne führten. Nach Resektion des Paratenons kam es zu einer erheblichen Reduktion der Anzahl der Gefäße. Zu denselben Ergebnissen kamen auch Graf et al. [95], die erstmals eine neue Untersuchungstechnik anwandten (Plastinationsmethode).

Fossgreen [78] konnte mit einer Xenon^{133}-Clearancetechnik eine durchschnittliche Blutzirkulation bei entspannter Achillessehne von 0,93 ml/100 g/min feststellen (Muskel 2,2/Fettgewebe 2,6). Natürlich unterliegt die Versorgung aus längs- und querverlaufenden Anastomosen einer altersabhängigen Alteration [103].

Hastad et al. [101] bewiesen diese Abnahme der Achillessehnendurchblutung nach dem 30. Lebensjahr mittels ^{24}Na, wobei jedoch individuelle Unterschiede festgestellt wurden. Von dieser Alteration sind besonders die längsverlaufenden Gefäße betroffen, so daß ab dem 4. Lebensjahrzehnt vorwiegend querverlaufende Gefäße beobachtet werden konnten.

Der N. tibialis ist ebenso wie für den M. triceps surae auch für die Innervierung der Achillessehne verantwortlich. Ralston et al. [198] fanden freie Nervenendigungen von >3 μm, die wahrscheinlich Schmerzrezeptoren darstellen, ferner Nervenendigungen mit runden und zylindrischen Endkolben von 5–12 μm Dicke, die propriozeptive Funktionen wahrnehmen. Desweiteren finden sich Sehnenspindeln, welche zu einem auf Druckänderungen, zum anderen auf mechanische Deformierung reagieren [166, 218]. Houck et al. [116] postulierten, daß die Sehnenspindeln nur auf Druckveränderungen als Folge aktiver Kontraktion reagieren, während beim Abfall der Spannung bei passiven Bewegungen die Schwellenwerte der physiologischen Reizantwort nicht überschritten werden. Die Feinabstimmung der verschiedenen Reizantworten wird durch verschiedene Spannungszustände im Sehneninneren moduliert. Nach Fossgreen [78] herrscht in der Sehne im Ruhezustand ein Druck von 7 Torr, während bei maximaler Sehnenbelastung der Druck bis zu 127 Torr erreichen kann. Lang [137] beschreibt im Peritendineum Vater-Pacini-Korpuskeln.

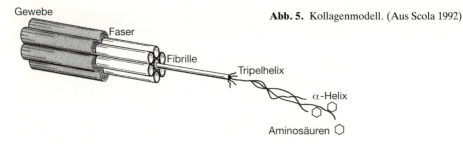

Abb. 5. Kollagenmodell. (Aus Scola 1992)

1.3.3 Feingeweblicher Aufbau

Die Primärbündel (Abb. 5) sind die kleinste gleichmäßige spiralige Anordnung, deren Zusammenfassung zur Bildung von Sekundärbündeln führt. Ein zusätzliches umschließendes Bindegewebe (Endotendineum) formt die Tertiärbündel, aus denen der typische Sehnenaufbau resultiert. Das histologische Schnittbild der entspannten Sehnen zeigt eine erkennbare Wellung der Sehnenbündel, wobei jede Muskelkontraktion eine Streckung erzielt, wodurch es zu einem gefederten Anspannen des Sehnengewebes bei Muskelarbeit kommt. Die zusätzliche Eigendehnung der kollagenen Fasern fördert eine sinnvolle Federung bei Einleitung der Bewegung.

Das lichtmikroskopische Bild der Sehne zeigt eine gut orientierte Konstruktion von homogenen, leicht gewellten Sehnenfasern, welche durch Zwischenräume unterteilt sind. Diese enthalten Fibrozyten und lockeres vaskularisiertes Bindegewebe. Die Fasern sind aus zahlreichen Fibrillen zusammengesetzt, welche jedoch nur elektronenmikroskopisch darstellbar sind [32]. Die Fibrillen bestehen aus Subfibrillen (Tropokollagen), welches sich besonders in der Fibrillogenese, d. h. bevor die Subfibrillen sich zu einer Fibrille vereinen, nachweisen läßt. Tropokollagen besteht aus 3 linksdrehenden, nicht vollständig identischen Polypeptidketten, die sich in eine rechtsdrehende Einheit verwinden. Tropokollagen hat einen Durchmesser von 14 Å bei einer Länge von 2900–3000 Å [86, 93]. Das Molekulargewicht beträgt 300 000–360 000 [258, 274, 283].

Im Gegensatz zu den Fibrillen hat Tropokollagen selbst keine Streifung, welche vermutlich durch Aminosäuresequenzen konditioniert wird. Die Streifung der Fibrillen weist eine Periodizität von 6–700 Å auf. Hodge et al. [113] erklärten die Periodizität damit, daß Tropokollagen in Schichten mit paralleler Versetzung von 1/5 oder 1/7. Cox u. Grant [55] haben 1969 folgendes Modell des Aufbaus der Kollagenfibrillen vorgeschlagen: Tropokollagen wird aus 5 Bindungsbereichen und 4 bindungsfreien Bereichen gebildet, wobei Bindungszonen gegenüber Bindungszonen des anliegenden Moleküls liegen. Die Subfibrillen liegen parallel versetzt seitlich aneinander. Intermolekulare Vernetzungen sind von entscheidender Bedeutung für die mechanische und chemische Stabilität [199]. Die Fibroblasten sind für die Bildung der Polypeptidketten und wahrscheinlich auch für die Tropokollagenbildung verantwortlich. Die Fusion der Fibrillen findet jedoch außerhalb der Zellen statt [120, 235, 269]. Nach Rudall [214] und Arndt [9, 13] sind die Fibrillen um so dicker, je weiter sie von den Zellen entfernt sind. Der Durchmesser beträgt gewöhnlich zwischen 200 und 600 Å mit einer Variationsbreite von 100–1300 Å. Wood u. Keech [282] konnten eine Korrelation der Dicke und Anzahl der Fibrillen zum pH, zur Temperatur und zum Vorhandensein verschiedener Mukopolysaccharide feststellen, wobei dieses *In-vitro*-Modell ihrer Meinung nach auf *In-vivo*-Verhalten übertragbar ist. Aufgrund dieser Untersuchung muß davon ausgegangen werden, daß die mechanischen Eigenschaften der Sehne schon bei Bildung der Fibrillen determiniert werden, da diese mit der Dicke und Anzahl der Fibrillen direkt korrelieren [47, 166]. Chvapil u. Hruza [47] konnten in ihrer Übersichtsarbeit zur Kollagenbildung feststellen, daß Eisen- und Ascorbinsäurezufuhr die Kollagenbildung qualitativ und quantitativ beeinflußt.

Die Verstärkung des Kollagens intra- und intermolekular wird gewährleistet durch Vernetzungen besonders von Wasserstoff- und salinischen Bindungen sowie zahlreicher differenter kovalenter Bindungen [52, 109, 176]. Desweiteren bestehen Vernetzungen zwischen Kollagen und Mukopolysacchariden. Die Löslichkeit der Strukturen ist abhängig von diesen Bindungen, wobei die kovalenten Bindungen das Kollagen unlöslich machen. Die Festigkeit dieser Bindungen manifestiert sich in Schrumpfung und Entspannung durch Temperaturänderungen und chemische Agentien [105].

Die Fibrozyten sind zwischen den Sehnenfibrillen in langen Reihen angeordnet, die sich in den Spalten der Kollagenfasern einsenken (im Querschnitt). Mikroskopisch handelt es sich um vom kernnahen Bezirk ausgehende Zytoplasmalamellen, die mit Blutgefäßen in Verbindung stehende Gewebespalten abgrenzen. Der Plasmainhalt dieser Zellen erhält die Gleitfähigkeit der Faserbündel. Die Fibrozyten sind fast nicht oder nur in einem geringen Maße zur Fibrillogenese fähig. Andererseits werden sie als Quelle der Mukopolysaccharidbildung angesehen [225, 235]. Im Verlaufe der Sehnenregeneration findet die Fibrillogenese in den Fibroblasten des Granulationsgewebes, welches vom Peritendineum ausgeht, statt [38, 228]. Nach Beendigung der Regeneration werden die Fibroblasten zu Fibrozyten.

Der Abbau von Bindegewebe führt nach Gross [99] und Rudall [214] erst nach Auflösung der Mukopolysaccharide zur Kollagenolyse mittels entsprechender Enzyme. Untersuchungen von Gerber et al. [86] und Harkness [107] beziffern den Umsatz von Kollagen mit 100 Tagen, während Neuberger [174] und Strehler [250] die Halbwertszeit mit 500 bzw. 1000 Tagen angaben. Dieser langsame Umsatz bestätigt die Aussage, daß die Sehnenzellen nur sehr bedingt für die Fibrillogenese verantwortlich sind, zumindestens nach dem Wachstumabschluß.

Die Grundsubstanz verbindet die Sehnenfibrillen untereinander und dient zusätzlich als Gleitmittel. Neben Wasser und Elektrolyten sind die Hauptbestandteile Protein-Mukopolysaccharid-Komplexe und Glykoproteine. Der Anteil der Mukopolysaccharide beträgt ungefähr 0,5% des Sehnengewichts [188]. Vornehmlich aus Chondroitinsulphat B bestehend, finden sich zusätzlich noch kleine Anteile von Hyaluronsäure [59, 60, 163, 188]. Nach Cessi u. Bernardi [44] formen die Protein-Mukopolysaccharid-Komplexe „Bienenstock-ähnliche" Strukturen mit Proteinen als Kern. Mathews [157] beschreibt den Proteinanteil als 3700 Å lange Kette, an welcher etwa 60 Chondroitinmoleküle als Seitenketten angeheftet sind. Diese Seitenketten verbinden sich wieder mit den Kollagenmolekülen. Chvapil u. Zahradnik [48] ermittelten einen hohen Energiebedarf zur Auslösung der Mukopolysaccharide aus dem Komplex, was auf feste Mukopolysaccharid-Kollagen-Verbindungen schließen läßt.

1.3.4 Funktionelle Anatomie

Die Achillessehne überbrückt 2 Gelenke, ohne einen Kontakt herzustellen. Das talokrurale Gelenk bildet in der Frontalebene etwa einen 90°-Winkel zur Achillessehne. Die Form des Talus bedingt eine leichte Änderung der Achsenposition in der Dorsal- und Plantarflexion, was zu einer leichten Rotationsbewegung bei Flexion-Extension führt

[111]. Die Achse des Subtalargelenks zieht von der posterolateralen Ecke des Kalkaneus 42° aufwärts und 16° nach medial. Dadurch agiert der M. triceps surae auch als Supinator des Kalkaneus. Die Gelenkbeweglichkeit wurde von Ahlberg [4] mit 20–30° für die Supination und 10–15° für die Pronation angegeben, wobei es mit zunehmendem Alter zu einer Abnahme der Beweglichkeit kommt. Der Hebelarm, mit welchem die Achillessehne in Relation zum Sprunggelenk wirkt, unterliegt natürlich individuellen Variationen, jedoch besteht eine dezidierte Länge des Hebelarms aus der Position des Sprunggelenks, d. h. die senkrechte Distanz von der Achillessehne bis zur Achse des Sprunggelenks. Plantarflexion sowie auch Dorsalflexion im Sprunggelenk verringern die Länge des Hebelarms [15]. Die Länge dieses Hebelarms variiert in den verschiedenen Sprunggelenkpositionen von 3–6 cm [70, 88, 96, 204, 215, 246]. In einem biomechanischen Computermodell zur Kraft- und Druckanalyse beim Skilaufen konnten Quigley u. Chaffin [196] die Berechnung dieser Distanz in eine Formel fassen. Demnach verringert sich die Distanz in Neutralstellung von 5 auf 3 cm in 35° Dorsalflexion. Ein weiteres Hebelarmsystem im Subtalargelenk führt zu Kraftübertragungen durch die Achillessehne vom M. triceps surae auf den Kalkaneus, besonders bei Inversionsstellung des Rückfußes. Aufgrund seiner großen Mobilität in Extension und Flexion hat das Kniegelenk einen direkten Einfluß auf die Achillessehne. Entscheidend ist hierbei die Möglichkeit der Rotation im Kniegelenk, welche nach Lindahl u. Hallen [142] bei einer Flexion von 160° etwas 25° beträgt. Diese Rotation bewirkt eine Torsionskraft auf die Achillessehne, welche nach Christensen [46] pathomechanischen Einfluß bei der Achillessehnenruptur ausübt. Demgegenüber wird bei Extension im Kniegelenk die Rotation verringert. Desweiteren treten zusätzlich Torsionen der Achillessehne bei Rotationen im Fuß wie Supination bzw. Inversion auf [186].

Der Hebelarm des M. gastrocnemius in Beziehung zur Kniegelenkachse beträgt in Extension 3, bei Flexion etwa 2 cm [7]. Eine erhebliche Längenänderung erfährt der „Gastrocnemius-Achillessehnen-Komplex" während der Flexions- bzw. Extensionsbewegung. Riede [207] berichtete über eine Änderung von 10 cm in der Maximalbewegung (35–45 cm).

Die Übertragung von Muskelkräften in verschiedenen Zugrichtungen ist die eigentliche Aufgabe einer Sehne. Besondere Aufmerksamkeit wurde dabei dem Phänomen des „Abknicken" gewidmet, welches entstehen kann, wenn der Übergang eines relativ elastischen Materials (Sehne) in ein unelastisches Material (Knochen) vorliegt.

Zwei biomechanische Prinzipien ermöglichen der Achillessehne, die Zugrichtung an der Insertion aufrecht zu erhalten. Zum einen benutzt die Sehne den Kalkaneus als eine Art „Stange", zum anderen behält die Sehne ihre Position durch ihre intratendineale Vernetzung.

Die Aufrechterhaltung der Zugrichtung der Achillessehne in der dorsoplantaren Bewegung wird bei maximaler Dorsalflexion durch die Abstützung der Sehne gegen den posterokranialen Anteil des Kalkaneus sowie der interpositionierten Bursa erreicht. In Plantarflexion erfüllt die posteriore krurale Faszie diese Funktion.

Bei Pro- und Supinationsbewegungen wirkt der Traktionszug auf die knorpeligen Strukturen im juxtaskelettalen Sehnenbereich, da diese die Rigidität der Sehne erhöhen [156]. Ein Anteil der Sehnenfasern zieht aufgrund der knöchernen Einbettung immer in Richtung der Muskeltraktion und somit können durch die Verflechtung der Fasern die gesamten Muskelkräfte übertragen werden, jedoch nur auf einen Teil des Insertionsbereichs.

1.3 Klinische Relevanz der Diagnostik und Therapie der frischen Achillessehnenruptur

Wie anfänglich erwähnt, besteht eine Rotation der Achillessehnenfasern zur Längsachse, welche neben der Verflechtung die Reißfestigkeit bestimmt. Aus der Kabelindustrie ist bekannt, daß durch Verflechtung und Verdrehung ein Material verstärkt werden kann, wobei eine wesentliche Voraussetzung das Gleiten der Fasern untereinander ist. In der Sehne erfüllen die Mukopolysaccharide diese wichtige Funktion.

Zusammenfassend kann festgestellt werden, daß die Achillessehne sehr gut Flexions- und Extensionsbewegungen kompensieren kann, jedoch Biegekräfte, die bei Pro- und Supination auftreten, nur in einem nicht bekannten Maße kompensiert.

Der Ablauf einer harmonischen Bewegung in der Sprung- und Lauffunktion (Abb. 6) bedingt eine weitgehend automatisch abgestimmte Funktion synergistisch und antagonistisch wirkender Muskelgruppen, wobei der Ausfall eines Kettenglieds zu erheblichen Störungen der kinematischen Funktion führt.

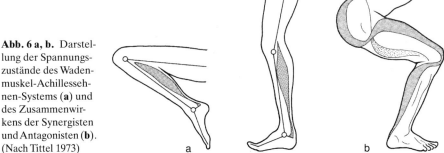

Abb. 6 a, b. Darstellung der Spannungszustände des Wadenmuskel-Achillessehnen-Systems (**a**) und des Zusammenwirkens der Synergisten und Antagonisten (**b**). (Nach Tittel 1973)

Die Achillessehnenruptur, als Desintegration dieses Systems, zeigt sich am deutlichsten in der Aufhebung der kraftvollen Plantarflexion und damit der insuffizienten Übertragung der Kraft der Wadenmuskulatur.

Die Achillessehne ist der Vermittler der Muskelkraft des M. gastrocnemius über das Knie- und Sprunggelenk. Der Wirkungsgrad des M. gastrocnemius ist von der Stellung des Kniegelenks abhängig. Bei Flexion des Kniegelenks hat der M. gastrocnemius nur eine geringe Funktion hinsichtlich der Plantarflexion. Hier wirkt der vom Unterschenkel entspringende und auf die Fußhebel wirksame M. soleus am stärksten. Die größte Kraft im Sprunggelenk leistet der M. gastrocnemius bei der Streckung im Kniegelenk. Hierin zeigt sich das Prinzip der sinnvollen Integration und Arbeitsteilung zwischen den Anteilen des M.triceps surae für die Lauf- und Sprungfunktion. Betrachtet man die Muskel-Sehnen-Kette „Glutäus-Quadrizeps-Triceps surae" im Stand, so führt die zunehmende Extension des Kniegelenks zur steigenden Vorspannung des M. gastrocnemius und somit zur Krafterhöhung der Wadenmuskulatur bei der Plantarflexion. Die Achillessehne stellt hierbei ein wesentliches Bindeglied in der Funktionskette dar.

Aufgrund der Auffächerung der Sehne im Bereich der kalkanearen Insertion werden unabhängig von der jeweiligen Stellung im Sprunggelenk die Belastungen im Ansatzbereich gering gehalten, da ein Teil der Fasern immer senkrecht zum Knochen steht.

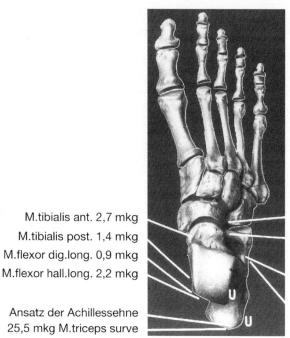

M.tibialis ant. 2,7 mkg
M.tibialis post. 1,4 mkg
M.flexor dig.long. 0,9 mkg
M.flexor hall.long. 2,2 mkg

Ansatz der Achillessehne
25,5 mkg M.triceps surve

0,9 mkg M.fibularis 3
1,6 mkg M.extensor dig.long.

M.fibularis brev. 1,3
1,7 mkg + 1,3 mkg
M.fubularis long.+fibul.brev.

Abb. 7. Ansatzpunkte und Kraftverteilung der Fußmuskulatur. (Nach Schnelle 1955)

Fick [74] und Schnelle [231] beziffern die Arbeitsleistung der Plantarflexoren mit 19–30 kpm (Abb. 7). Der Hauptanteil dieser Leistung entfällt auf den M.triceps surae mit über 87%, der über der Achillessehne wirksam wird. Die Synergisten bei der Plantarflexion, wie der M.tibialis posterior, die M. flexores hallucis longi et digitorum und die Mm.peroneus longus und brevis leisten jedoch nur etwas mehr als $^1/_{10}$ verglichen mit der Kraft der Wadenmuskulatur. Dies ermöglicht zwar eine aktive Senkung der Zehenspitze, jedoch keinen Zehenstand.

Antagonisierend zur Achillessehne wirken auf die Fußhebel der M. tibialis anterior, M. extensor digitorum longus, M.extensor hallucis longus und der M. peroneus tertius. Die aufgebrachte Arbeit entspricht jedoch nur ¼ der Arbeit der Plantarflexoren. Die Erhaltung des Gleichgewichts für die Wadenmuskulatur ist aber aufgrund des längeren Hebels durch den Ansatz am Vorfuß gewährleistet.

Die Achillessehnenruptur stellt eine erhebliche Minderung der Geh- und Lauffunktion dar, jedoch bedingt sie nicht die komplette Einbuße der Funktion, da im Mittel etwa eine Restkraft von 10 kp für die Plantarflexion aufgebracht werden kann (Abb. 8).

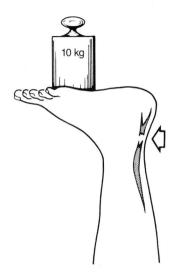

Abb. 8. Restkraft der Plantarflexion. (Nach Arndt 1976)

1.3.5 Mechanische Eigenschaften der Achillessehne

Die Untersuchung der mechanischen Eigenschaften der Achillessehne war Gegenstand zahlreicher Monographien [69, 107, 265]. Die herausragenden Eigenschaften sind die hohe Reißfestigkeit, die relativ geringe Dehnbarkeit, die Elastizität sowie Plastizität und Viskosität. Eine weitere wichtige Eigenschaft ist die Flexibilität.

Das Spannungs-Dehnungs-Diagramm der Sehne ist S-förmig mit einem flachen Fußpunkt konvex zur Dehnungsachse. Dieser flache Kurvenanteil entspricht 2–3% der gesamten Elongation, welche durch eine Ausrichtung der welligen Faserstruktur entsteht, wie Rigby et al. [21] und Viidik [265] in der mikroskopischen Untersuchung nachweisen konnten.

Der leichte Anstieg der Kurve wurde von Rollhäuser [196] mit dem Auspressen von Wasser aus den kollagenen Fasern erklärt. Danach folgt ein steiles, lineares Segment. Elektronenmikroskopische Untersuchungen von Viidik u. Ekholm [265] zur Periodizität der gespannten Kollagenfibrillen ergaben einen signifikanten Anstieg der Periodenlänge unter Spannung, wodurch sich der steile Anstieg der Kurve erklärt.

Die Deformation findet in dieser Phase auf molekularen Niveau der Kollagenstruktur statt. Der lineare Anteil der Kurve geht dann in einen Wendepunkt über, vermutlich auf Grund verringerter Spannung. Dieser Übergang wird von Rigby et al. [210] als ein sicherer Grenzwert beschrieben, wobei wiederholte Belastungen unterhalb dieses Grenzwertes zu einer geringeren Reißkraft und größerer Elongation, d. h. einer flacheren Kurve führen.

Diese Veränderung wird durch irreversible strukturelle Veränderungen innerhalb der Sehne, vermutlich durch Zerreißen der „cross-links" zwischen den Kollagenmolekülen ausgelöst. Die Zerreißung der Peptidbindungen würde eine etwa 30mal größere Kraft benötigen [10].

Die Untersuchungen der Reißkraft der Achillessehne zeigten sehr unterschiedliche Ergebnisse, wobei Werte zwischen 5 und 10 kp/mm^2 festgestellt wurden. Cronkite [57] fand 6–12 kp/mm^2 und Gratz u. Blackberg [98] 7 kp/mm^2, wobei fixiertes Sehnenmaterial verwandt wurde. Demgegenüber benutzten Viidik [265] und Elliot u. Crawford [69] frische Präparate, woraus sicherlich besser reproduzierbare Ergebnisse resultieren.

Die umfassendsten Untersuchungen zur Ermittlung der Belastbarkeit von Achillessehnen wurden von Stucke [251, 252] durchgeführt. Mit Methoden technischer Materialprüfung wurden an präparierten Leichensehnen Dehnungs- und Zerreißproben durchgeführt. Für die durchschnittliche *statistische* Belastbarkeit konnte ein Wert von 4,67 kp/mm^2 und eine Rißdehnung von 7,34% gefunden werden. Die maximale Belastung der Sehnen lag bei etwa 400 kp, bevor es zum Riß kam.

Weitere Untersuchungen besagten, daß die Belastbarkeit bis zur Mitte des 3. Lebensjahrzehnts anstieg, danach nahm das Elastizitätsverhalten der Sehnen signifikant ab [40]. Ähnliche Versuche in der Folgezeit [126, 127] bestätigten die von Stucke gewonnenen Ergebnisse. Alle Autoren betonten jedoch technische Probleme bei der Fixierung des Sehnenpräparats, wobei teilweise Einkerbungen an Prädilektionsstellen zum Erreichen des Versuchsziels in Kauf genommen wurden.

Biomechanische mathematische Analysen und Experimente bei sportlichen Bewegungsabläufen ergaben jedoch, daß an der Achillessehne Kräfte agieren müßten, die erheblich höherliegen als die an Leichenmaterial und im Tierversuch gewonnenen Daten. Durch Verbesserung der Versuchsanordnung, besonders bei der Fixation der Sehne, konnten Wilhelm et al. [275, 276] zusätzlich zu den bisher durchgeführten statischen Untersuchungen mit langsam erfolgter Belastung auch dynamische impulsartige Krafteinwirkungen untersuchen. Für die dynamische Belastung fand sich ein Mittelwert von 657,3 kp bei einem Maximalwert von 930 kp, gegenüber statischen Belastbarkeiten von 461,5 kp im Durchschnitt und 680 kp Maximalbelastung. Diese fast doppelt so hohen Werte in der dynamischen Untersuchung verifizierten die vorher errechneten Belastbarkeiten [132].

Ein weiteres Charakteristikum der Sehnenbelastbarkeit ist der „Überdehnungsgrenzwert". Die Elongation entspricht etwa 7–15% der Ausgangslänge, was bei der Achillessehne 1–2 cm entspricht [213, 251, 252, 265, 284]. Aufgrund der Tatsache, daß der Muskel sich bei gleicher Belastung erheblich stärker dehnt, ist die Dehnung der Muskel-Sehnen-Einheit natürlich erheblich größer.

Die Sehne ist nur bedingt elastisch, da sie nicht in der Lage ist, ihre originäre Form sofort nach Belastung vollständig wieder herzustellen. Im Fußpunkt der Dehnungs-Spannungs-Kurve findet sich bei der ersten Belastung eine stetige, geringe Elongation, welche sich durch Entlastung, zumindestens in vitro, nicht zurückbildet [1, 210]. Rigby [210] nannte diese permanente Dehnung „conditioning". Dieses plastische Verhalten steht unabhängig von der Zeit im Gegensatz zur Viskosität. Die Viskosität manifestiert sich in „Nachdehnung" und „Nachschrumpfung", d. h., eine impulsartige Belastung verursacht eine weniger schnelle Elongation als eine langsame Belastung. Im Falle einer unveränderten Belastung geht die Längenänderung der Sehne mit der Zeit asymptotisch gegen Null [243]. Unter Weglassen der anfänglichen plastischen Veränderungen erfüllt die Sehne unter submaximalen Belastungen reine viskoelastische Materialeigenschaften. Bis zum jetzigen Zeitpunkt haben wir noch keine Erkenntnisse, ob die plastische Deformation der Sehne, welche in vitro irreversibel ist, auch in vivo irreversibel ist.

Dieses Modell der plastischen, elastischen und viskösen Eigenschaften der Sehne wurde von Viidik [265] und Frisen [84, 85] postuliert. Die Eigenschaften haben zur Folge, daß die Elongation bei impulsartigen Belastungen weniger ausgeprägt ist als bei langsamen, d. h., die Dehnungs-Spannungs-Kurve ist steiler. Auf der anderen Seite ist es nicht eindeutig, daß die Rupturgrenze, d. h. der Wendepunkt der Kurve, den gleichen Gesetzmäßigkeiten folgt.

Wenn die Ruptur auf demselben Belastungsniveau erfolgt, wird eine geringere Elongation in dem Falle stattfinden, wenn die Kraft impulsartig einwirkt oder wenn eine definierte Elongation bis zur Ruptur eine größere impulsartige Belastung erfordert. Wilhelm [275, 276] konnte dieses Phänomen in der differenzierten Untersuchung zwischen statischen und dynamischen Belastungen beweisen.

Welsh et al. [272] beobachteten geringere Reißkräfte an Kaninchensehnen bei langsamem Zug (1,3 cm/min) als bei schnellem Zug (130 cm/min), jedoch war die Fläche unterhalb der Dehnungs-Spannungs-Kurve bei langsamem Zug signifikant größer, was bedeutet, daß für eine Ruptur bei geringerem Zug eine größere Arbeit notwendig ist.

Der Einfluß von Temperaturänderungen auf Sehnengewebe innerhalb physiologischer Grenzen ist noch nicht vollständig aufgeklärt, jedoch scheint eine Temperaturerhöhung eine vermehrte Elongation und eine geringere Reißfestigkeit zu bedingen. Gersten [85] erwärmte Sehnengewebe in Ringer-Lösung, wobei ein Temperaturanstieg ein Abflachen der Dehnungs-Spannungs-Kurve zur Folge hatte mit einem gleichzeitigen Abfall des Belastungsgrenzwertes. Bei einer Temperatur von 40 °C war der maximale Belastungswert auf die Hälfte des Wertes bei 30 °C gefallen.

Lehmann et al. [140] untersuchten den Temperatureinfluß auf die Dehnbarkeit bei Rattenschwanzsehnen. Sie konnten feststellen, daß bei gleicher Belastung die Elongation bei 45 °C größer war als bei 25 °C und daß die Unterschiede der Elongation bei gesteigerter Übertragbarkeit zu menschlichen Sehnen zuläßt.

Der Frage, welchen Einfluß Ausdauer-, Schnelligkeits- und Intervalltraining auf Achillessehnen haben, untersuchten Tittel u. Otto [258] in einer tierexperimentellen Studie am Rattenmodell. Obwohl Unterschiede in den einzelnen Trainingsmodalitäten gefunden wurden, zeigte sich sowohl eine qualitative als auch quantitative Anpassung der Sehne an die Belastung im Sinne einer Sehnenhypertrophie und Zunahme der Reißfestigkeit. Im einzelnen fand sich eine signifikante Zunahme der Sehnenzugfestigkeit in kp/mm^2 sowie eine Vergrößerung des Sehnenquerschnitts. Besonders bei auf Ausdauer trainierten Tieren konnte eine signifikante Hypertrophie des straffen kollagenen Bindegewebes in Relation zum Körpergewicht festgestellt werden (Sehnenquerschnitt/100 p Gewicht). Demgegenüber stand eine geringe Abnahme der Dehnungsfähigkeit des kollagenen Bindegewebes im Vergleich zum Ausgangswert, welche bei Ausdauerbelastungen am deutlichsten hervortrat. Tittel [259] folgerte aus diesen Ergebnissen, daß besonders das Ausdauertraining für die Trainierbarkeit der Achillessehne wertvoll ist und damit biomechanisch günstige Bedingungen bei Athleten schafft [128, 171]. Mauer et al. [148] konnten eine Zunahme der Anzahl der Kapillaren unter Training bei Ratten konstatieren.

1.3.6 Ätiologie und Pathogenese der Verletzung

Die Ätiologie der degenerativen Umwandlung zeigt vielschichtige Aspekte, wobei jedoch bei der Durchsicht der Literatur folgende Faktoren hervorstechen:

- Physiologische Alterung der Sehne
- Chronische Überlastung mit Miktrotraumatisierung
- Medikamentöser Einfluß (Cortison, Immunsuppressiva etc.)
- Infektionskrankheiten, postentzündliche Veränderungen, Autoimmunkrankheiten

Die histologische Untersuchung degenerativer Veränderungen im Rahmen einer Achillessehnenruptur hat seit den 50er Jahren zunehmendes Interesse gefunden. Aussagekräftig sind jedoch nur Untersuchungen hinsichtlich einer vorbestehenden degenerativen Veränderung, wobei die Entnahme innerhalb von 6–12 h erfolgen sollte, da die während dieser Zeit einsetzenden reparativen Vorgänge eine Unterscheidung zwischen physiologischer und pathologischer Degeneration nur bedingt zulassen. Dahmen [59, 60] versuchte zwischen Alterung und Degeneration zu differenzieren. Veränderungen durch Degeneration erschienen makroskopisch als gelblich verfärbt, nicht glänzend und weich, wobei die histologische Aufarbeitung die Struktur auflockert, die Fasern aufgelockert und weniger ausgerichtet sind. Die Sehnen wiesen wenige Zellkerne auf sowie eine Verkürzung der Streifungsperioden mit geringerer Anzahl der Streifungen pro Periode. Bei der Alterung bestand eine Desikkation mit Verminderung der interfibrillären Substanz und Lipiddepots sowie Zunahme der Faserdicke. Die Streifungsperioden waren länger mit einer größeren Anzahl von Streifungen pro Periode. In normalem Material fand Dahmen im Vergleich dazu keine Lipiddepots sowie keine Nekrosen oder Auffaserungen.

Verschiedene experimentelle Studien untersuchten die Reaktionen der Achillessehnen auf unterschiedliche mechanische Schädigungen. Borsay et al. [31] überdehnten Hundeachillessehnen mittels Dauertetanus am M.triceps surae von 5–10 min. Nach 5 Tagen konnten eine Auffaserung sowie schmale transversale Fissuren und Proteinpräzipationen festgestellt werden. Nach 19 Tagen zeigte sich eine stärkere Ausprägung der Veränderungen sowie das Auftreten von Lipiddepots. Nach 37 Tagen konnte eine beginnende Bildung von Granulationsgewebe in den querverlaufenden Fissuren nachgewiesen werden.

Borsay folgerte, daß Lipideinlagerungen häufig als Zeichen von vorhergehenden Verletzungen anzusehen sind und daß schwere Überdehnungen zu Veränderungen, ähnlich wie bei einer Ruptur, mit Bildung von Granulationsgewebe führen.

Inwieweit das Versuchsmodell mit einem Leistungstraining verglichen werden kann, ist jedoch zweifelhaft. Bei Belastungsversuchen von Schneider [230] mit Ratten auf dem Laufband (bis zum 600 km in 60 Tagen) konnten keine histologisch nachweisbaren Veränderungen festgestellt werden, wobei diese jedoch am ehesten im submikroskopischen Bereich zu erwarten wären.

Rollhäuser [196] fand derartige Veränderungen bei Belastungsversuchen in einem Absinken der Doppelbrechung der Kollagenstruktur sowie einer Verminderung der Reißfestigkeit von 20%, die erst nach 3wöchigem Training wieder ausgeglichen wurde. Die Folgerung ist daher naheliegend, daß zu Beginn eines harten Trainings ein höheres Risiko einer substantiellen Schädigung der Sehne vorliegt.

In einer weiteren Untersuchung von Davidson [52] wurden bei Kaninchen die Achillessehnen 2 cm oberhalb der Insertion ligiert. Am Ende der 1. Woche zeigten sich die Sehnen nekrotisch verändert, die Fibrillen fusioniert und nur noch Reste von Zellkernen. In der 3. Woche beginnt ein sichtbares Einwachsen von Granulationsgewebe. Nach 5 Wochen waren die Nekrosen verschwunden. Zwischen den Gefäßen und der Grundsubstanz fanden sich zahllose dünne Kollagenfibrillen. Auch nach 5 ½ Monaten zeigte die mikroskopische Untersuchung, daß das Sehnengewebe noch keine reguläre Struktur aufwies.

Viidik u. Lewin [265] fanden nach Lagerung der Sehne für 24 h in Kochsalzlösung eine ödematöse Aufquellung der Fasern, die weniger kohärent waren. Zusätzlich waren die Fibrozyten nicht mehr nachweisbar oder pyknotisch.

Vergleichende Untersuchungen an gesunden und degenerativ veränderten Sehnen im submikroskopischen Bereich zeigten unregelmäßige Brechungsbilder der geschädigten Sehnen, verschiedene Gangunterschiede im Polarisationsmikroskop sowie wirbelähnliche Bilder der Kollagenfibrillen bei Sehnendegeneration. Ferner enthielt die Grundsubstanz körnige Einlagerungen [114], pyknotisch und kariolytisch veränderte Zellkerne, Verminderung der elastischen Fasern und histochemisch ein Auftreten von sauren Mukopolysacchariden [60].

Die aussagekräftigste Arbeit zur Thematik der histopathologischen Veränderungen der Achillessehne in einer normalen Bevölkerung und bei Patienten mit Achillessehnenruptur wurde 1991 von Kannus u. Jozsa [111] veröffentlicht. Beide Autoren untersuchten von 1968–1989 397 Patienten mit frischer Achillessehnenruptur mit modernen Techniken wie polarisierter Lichtmikroskopie, Elektronenmikroskopie sowie histochemischen Untersuchungen. Zusätzlich wurden 445 Sehnen von vor dem Tode gesunden Personen untersucht. Kannus u. Jozsa fanden im frühen Stadium der degenerativen Prozesse Alterationen mit Größe und Form der Mitochondrien und Zellkerne der Tenozyten, zusätzlich konnten intrazytoplasmatische und mitochondrale Kalzifizierungen festgestellt werden. Im fortgeschrittenen Stadium waren die Tenozyten hypoxisch mit Fettvakuolen verändert, teilweise fanden sich Zellnekrosen. Die Kollagenfasern zeigten meistens longitudinale Auffaserungen, Desintegrationen, Angulationen und abnorme Variationen im Durchmesser, teilweise fanden sich auch mukoide Veränderungen der Sehne. Die Autoren unterschieden zwischen 4 Typen degenerativer Veränderungen:

1. Hypoxisch degenerative Tendopathie. Bei dieser Form zeigten sich in den Tenozyten häufig geschwollene Mitochondrien mit unregelmäßigen Membranen. Die intramitochondralen Christae waren fragmentiert oder nicht mehr nachweisbar. Gelegentlich konnten kalzifizierte Mitochondrien nachgewiesen werden. Die Zellkerne waren häufig pyknotisch mit hypoxischen Vakuolen, intrazytoplasmatischen Kalzifizierungen und Fettvakuolen. Die Veränderungen fanden sich in verschiedenen Herden, manchmal jedoch diffus auftretend.

Die Kollagenfasern zeigten meistens longitudinale Auffaserungen, Desintegrationen, Angulationen und abnorme Variationen im Durchmesser, was von den Autoren als „Knick-Deformation" bezeichnet wurde.

2. Mukoide Degeneration. Mukoide Veränderungen zeigten sich sowohl in den zellulären Komponenten als auch bei den Kollagenfasern. Einige Kollagenfasern waren schmal, dünn und fragmentiert mit reduzierter Periodizität. Zwischen den Fasern imponierten große Vakuolen, welche Granula von Proteo- und Gykosaminoglykane enthielten. Die Tenozyten zeigten ähnliche Veränderungen wie vorher beschrieben, zusätzlich Zytoplasma, welches mit dilatierten Vakuolen gefüllt war sowie Degranulationen des endoplasmatischen Retikulums.

3. Tendolipomatosis. Die initiale Phase der Tendolipomatose zeichnet sich durch das Auftreten von schmalen isolierten Gruppen von Lipozyten zwischen den Kollagenfasern aus. Im fortgeschrittenen Stadium scheinen die Fettzellen die Kontinuität der Kollagenfasern und Bündel zu unterbrechen und sich zu Höhlen zu formieren, welche parallel zur Achse der Sehne orientiert sind. Die Elektronenmikroskopie zeigt im Frühstadium ein Ausdünnen des kollagenen Netzes in dem Bereich, wo die Lipozyten expandieren. Die fortgeschrittene Phase zeigt Faserunterbrechungen, welche unweigerlich zur Schwächung der Reißkraft führen müssen.

4. Kalzifizierende Tendopathie. Bei dieser Form fanden sich Kalziumdepots (wahrscheinlich Hydroxylapatit) zwischen den Kollagenfibrillen, welche in ihrem Durchmesser variierten und teilweise miteinander verbunden waren. In anderen Fällen waren die Kristalle kleiner und fest mit den Kollagenfibrillen verbunden.

Die Untersuchung der normalen Population ergab, daß von 220 Achillessehnen nur 69% ohne pathologische Veränderungen waren. In der Gruppe der Achillessehnenrupturen fanden sich zu 45% hypoxische Veränderungen, zu 19% mukoide Degenerationen, zu 6% Tendolipomatosen und zu 3% kalzifizierende Veränderungen, während 27% der Sehnen verschiedene Pathologien aufwiesen. Keine der untersuchten rupturierten Achillessehnen war ohne pathologischen Befund.

Wie schon erwähnt, unterliegt die Sehnenvaskularisation bereits nach dem 25. Lebensjahr einem deutlichen Rückgang sowie einer geringeren mechanischen Belastbarkeit. Kannus u. Jozsa [111] fanden in ihrer Serie Einengungen bis hin zu Obliterationen der Arterien und Arteriolen aufgrund von Intima- und Mediahypertrophien. Zeitweise waren diese Veränderungen mit Fibrindepots und Thrombosierungen vergesellschaftet.

Ferner muß bei den heutigen Belastungen im Training und Wettkampfsport von repetitierenden Mikrotraumen ausgegangen werden, welche an sich schon zu Veränderungen der Struktur führen [50, 134, 135, 173, 224, 229, 238]. Riede [207, 208] sieht in der Hypertrophie der Muskeln und Sehnen beim Leistungssportler und dem damit einhergehenden erhöhten Ruhetonus ein pathophysiologisches Korrelat im Sinne einer Mangeldurchblutung und daraus resultierend eine degenerative Veränderung, besonders im Bereich der physiologischen Gefäßarmut (2-6 cm oberhalb des Kalkaneus). Stavrache u. Georgescu [248] fanden Gefäßlumemverengungen und teilweise Obliterationen bei Leistungssportlern mit Achillessehnenrupturen.

Andere Autoren fanden eine herabgesetzte Kapillardichte und somit eine Verlängerung der Sauerstoffdiffusionsstrecke (Schneider 1959, Freilinger et al. 1970, Könn u. Everth 1967, nach [16]). Möseneder u. Klatnek (1969) führen eine verminderte „Venenpumpe" z. B. bei Motorradfahren oder sitzender Betätigung als Ursache für herabgesetzte Sauerstoffversorgung an (nach [11]).

Pathophysiologisch führt die Durchblutungsverminderung zur Veränderung der Mukopolysaccharide sowie zum Untergang der Fibrozyten mit Desintegration der Fibrillen und Verminderung der mechanischen Eigenschaften der Sehne. Bei älteren Menschen mit geringen Anforderungen an die Achillessehne reichen die mechanischen Eigenschaften noch aus, jedoch anscheinend nicht immer beim jüngeren Menschen mit kontinuierlichem sportlichem Anspruch [278].

Der Zusammenhang zwischen allgemeinen Infektionskrankheiten und Achillessehnenrupturen stützt sich nur auf vereinzelte Mitteilungen, wobei aussagekräftige epidemiologische Feldstudien nicht vorliegen, so daß der eindeutige wissenschaftliche Beweis bis zum jetzigen Zeitpunkt nicht vorliegt. Die höhere Inzidenz von Spontanrupturen im Zusammenhang mit syphilitischen Veränderungen wurde in den 20er und 30er Jahren beobachtet, ist heute jedoch bedeutungslos. Erkrankungen des rheumatischen Formenkreises sind in Einzelfällen für das Auftreten von Rupturen verantwortlich, wobei jedoch nicht immer eindeutig ist, ob die Grunderkrankung oder die medikamentöse Behandlung die kausale Ursache darstellt. Ebenso zählt die Hyperurikämie zu den seltenen Ursachen einer Spontanruptur [106, 167].

Ein bedeutungsvoller Faktor in der Pathogenese der Achillessehnenruptur ist sicherlich die lokale oder systemische Kortikosteroidbehandlung [131, 125, 162]. Experimentelle Untersuchungen zeigten sowohl qualitative als auch quantitative delitäre Effekte auf die Bindegewebezellen und die Grundsubstanz. Castor [34] beobachtete Hemmungen der Hyaluronsäure- und Chondroitinsulfatsynthese, desweiteren wird über eine gehemmte Fibroblastenaktivität die Kollagensynthese reduziert. Krahl u. Langhoff [120] konnten bei mehreren Leistungssportlern verschiedener Disziplinen eine Achillessehnenruptur nach lokaler Kortisontherapie beobachten. Sie fanden strukturelle Veränderungen der Grundsubstanz sowie Auflösung der Fibrillen und Nekrosen der Sehnenzellen, wobei gerade die reaparativen und reaktiven Vorgänge nicht beobachtet werden konnten. In neueren Studien [21, 45, 236] ist jedoch der Anteil entsprechend der heutzutage restriktiver gehandhabten Anwendung deutlich zurückgegangen. Im eigenen Krankengut von 187 Achillessehnenrupturen seit 1987 fand sich nur 1 Patient, dem gegenüber 5 Patienten stehen, deren PCP oder Asthma mit Kortison behandelt wurde.

Seit Einführung der Transplantationchirurgie wird in zunehmendem Maße über spontane Achillessehnenrupturen berichtet [90, 245]. Eine Schlüsselrolle in der Pathogenese spielt hierbei die medikamentöse Behandlung der Abstoßungsreaktion durch Kortison und Immunsuppressiva. Im eigenen Krankengut wurden bislang 8 spontane Rupturen nach Nieren-, Leber- oder Herztransplantation behandelt. Auffallend bei den klinischen und sonographischen Kontrollen war der signifikant verlängerte Heilvorgang mit äußerst spärlicher Regeneratbildung, so daß die Behandlung teilweise ½ Jahr dauerte, bis auf protektive Maßnahmen zum Schutz der Regeneratbildung verzichtet werden konnte.

Unter dem Begriff der Achillodynie werden verschiedene substantielle entzündliche Veränderungen zusammengefaßt. Differenziert wird zwischen einer Peritendinitis, einer intratendinealen Tendinitis sowie Bursitiden der anliegenden Schleimbeutel. Natürlich sind diese strukturellen Veränderungen bei Nichtbeachtung als Präkursoren einer Achillessehnenruptur anzusehen, jedoch wird deren Häufigkeit von verschiedenen Autoren unterschiedlich angegeben, wobei in einzelnen Studien vielleicht ein selektioniertes Krankengut vorlag. So berichten Schwarz u. Heisel [236] von 24 Fällen bei 147 Achillessehnenrupturen. Arndt [12] berichtet von 25% der Patienten mit vorbestehenden Beschwerden bei 171 Achillessehnenrupturen. Demgegenüber fanden Cetti u. Christensen [45] nur 10%, im eigenen Krankengut betrug der Anteil 20% (68/342 Patienten).

Zusammenfassend kann festgestellt werden, daß im wesentlichen in der Ätiopathogenese der Achillessehnenruptur 2 Theorien gegenüberstehen, wobei Ursache und Wirkung nicht klar getrennt werden können. Zum einem die Theorie der Degeneration, bei der es, wie schon aufgeführt, aufgrund aseptischer Entzündungen (Tendinitis, Peritendinitis) sowie reduzierter Vaskularisation zu degenerativen Veränderungen mit Zellverlust und Störungen des Mukopolysaccharidgehalts bis zur teilweise fettigen, myxoiden oder verkalkenden Degeneration kommen kann. Ferner entstehen aus wiederholten oder einzelnen Überbeanspruchungen kleinste Mikrotraumen, die summiert zur Ruptur führen, falls die regenerativen Heilungsprozesse nicht Schritt halten. Ein wesentlicher Einwand gegen die rein vaskuläre Theorie zur Erklärung der Sehnendegeneration ist das sehr gute Heilungs- und Regenerationsverhalten nach Achillessehnenrupturen, wobei aber zu bedenken ist, daß die Heilung nicht aus der Sehne selbst erfolgt, sondern über das Einwachsen von Gefäßen und Regenerationsgewebe aus dem umgebenden Gewebe (besonders aus dem Peritendineum).

Die wesentliche Aussage der mechanischen Theorie besteht in der plötzlichen Dehnung und Verlängerung der Muskel-Sehnen-Einheit mit gleichzeitiger Kontraktion der

20   1 Einleitung

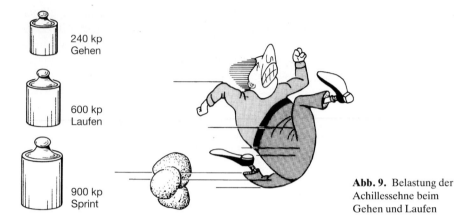

Abb. 9. Belastung der Achillessehne beim Gehen und Laufen

gesamten Wadenmuskulatur. Verschiedene Aspekte und Erklärungsversuche wurden in den letzten Jahrzehnten diskutiert.

Sägeeffekte zwischen M.gastrocnemius und M. soleus [46], sowie zunehmende Steifigkeit im Alter, Blockierung propriozeptiver Reflexe, wurden aufgeführt. Grafe [96] berichtete, daß es durch eine plötzliche Überdehnung (Absprung, Landung, Tritt oder Schlag) zur unwillkürlichen Kontraktion aller motorischen Einheiten der Wadenmuskulatur kommen kann und somit Kräfte freigesetzt werden, die die Reißfestigkeit der Sehne übersteigen. Diese Aussage wird durch die Tatsache erhärtet, daß die Sehne, laut Grafe, bei Landungen sowie beim Abspringen, z. B. beim Doppelsalto, Kräften von 1070 kp ausgesetzt ist (Abb. 9) [108].

Wie schon aufgeführt, haben Temperatur und pH-Wert ebenfalls Einfluß auf die mechanischen Eigenschaften der Sehnen, so daß bei niedrigen Temperaturen sowie bei ermüdeten Sportlern (Laktat) die maximale Reißfestigkeit abnimmt. Desweiteren sind anatomische Variationen mit Veränderungen der Beinachsen und somit der Hebelarme (Rückfußvarus und -valgus) zusätzliche Faktoren mit Auswirkung auf die Sehnenmechanik.

1.3.7 Phänomenologie

1.3.7.1 Inzidenz

Die Inzidenz dieser Verletzung ist in den letzten Jahrzehnten deutlich gestiegen. Christensen [46] fand unter 70000 Patienten, welche zwischen 1936–1954 behandelt wurden, nur 57 Achillessehnenrupturen. Schönbauer [233] vom Unfallkrankenhaus in Wien nur 151 zwischen 1925 und 1959. Die meisten Studien in den 70er und 80er Jahren berichten über 10–20 Fälle pro Jahr. Im eigenen Krankengut konnten von 1977–1987 125 Achillessehnenrupturen behandelt werden. Seit 1987 wurden mit der Einführung der funktionellen Behandlung bis Mai 1992 187 Patienten mit einer frischen Achillessehnenruptur und 15 Patienten mit veralteten Ruptur behandelt. Dies bedeutet, daß sich in den letzten 20 Jahren die Inzidenz der Achillessehnenrupturen in etwa verzehnfacht hat.

1.3.7.2 Alter

Die Achillessehnenruptur ist eine Verletzung, die in der Regel nicht zum Zeitpunkt sportlicher Höchstleistungen auftritt. Die großen Studien weisen eindeutig auf eine Häufung der Achillessehnenruptur zwischen 30 und 45 Jahren hin. Auffallend dagegen ist eine Veröffentlichung von Frings [83] aus der Sportklinik Hellersen, bei der die Mehrzahl der Verletzten zwischen 20 und 30 Jahre alt waren. Man muß jedoch davon ausgehen, daß in einer Sportklinik ein selektioniertes Krankengut vorliegt. Pillet u. Albaret [193] fanden in der Altersverteilung 2 Spitzen, zum einen zwischen 30 und 35, zum anderen zwischen 45 und 50 Jahren. Der jüngste Patient, über den berichtet wurde, war 12 Jahre alt [21], nur selten ereignen sich Rupturen bei Patienten über 70 Jahren [21, 111]. Im eigenen Krankengut fand sich eine Spitze der Altersverteilung zwischen 32 und 43 Jahren, bei einem Durchschnittswert von 38 Jahren. Mit dem Bekanntwerden der konservativ-funktionellen Behandlungsmethode zeigt sich eine zunehmende Selektion von alten Patienten (>50 Jahre), die sich selbst einfanden oder aus anderen Kliniken zur Behandlung vorgestellt wurden. In Zukunft ist davon auszugehen, daß auch ein größerer Anteil älterer Patienten (>50 Jahre) eine Achillessehnenruptur erleiden wird, da heutzutage auch in diesem Alter die sportlichen Aktivitäten zunehmen. Interessanterweise scheint die Achillessehne die Sehne des menschlichen Körpers zu sein, die als erste eine pathologisch bedeutungsvolle Degeneration ereilt, da Rupturen anderer Sehnen (Biceps brachii, extensor pollicis longus, tibialis posterior, Quadrizepssehne) erst im Durchschnitt 1 ½ Jahrzehnte später auftreten.

1.3.7.3 Geschlecht

Die Achillessehnenruptur ist eine Verletzung des männlichen Geschlechts. Das Verhältnis Männer zu Frauen schwankt in den meisten Studien zwischen 1:5 und 1:10, wobei die Männer im Schnitt zusätzlich auch etwas älter sind. In einer großen Serie, die Riede [207] analysierte, hatten 648 Männer und 170 Frauen eine Achillessehnenruptur erlitten. Das Durchschnittsalter bei den Frauen betrug 32,9 Jahre gegenüber 41,9 Jahren bei den Männern. Jozsa et al. [111] berichten von einem männlichen Anteil von 82,9% bei 292 Achillessehnenrupturen. Auch hier waren die Frauen mit 33,6 Jahren im Durchschnitt jünger als die Männer (36,7 Jahre).

1.3.7.4 Blutgruppe

Einen epidemiologisch neuen Aspekt zur Achillessehnenruptur konnten Jozsa et al. [111] in seiner Serie von 292 Rupturen aufzeigen. Er fand eine strikte Korrelation zwischen der Inzidenz von Achillessehnenrupturen und der ABO-Blutgruppe, jedoch keine Korrelation zu den Rhesusfaktoren.

In der Untersuchung konnte bei den Patienten mit Blutgruppe 0 eine hohe Inzidenz von Rupturen festgestellt werden und eine negative Inzidenz bei Patienten mit Blutgruppe A; 53,7% der 292 Patienten wiesen die Blutgruppe 0 auf.

1.3.7.5 Seite und Lokalisation

In fast allen Publikationen findet sich eine Dominanz der linksseitigen Achillessehnenruptur. Arndt berichtet in einer Zusammenstellung bei 1823 Achillessehnenrupturen von 57% linksseitigen Verletzungen. Riede [207] vermutete eine Koinzidenz zum Sprungbein. Zur Klärung eines möglichen Zusammenhangs wurde die Verletzungsseite mit dem jeweiligen Sprungbein verglichen, wobei 56% der verletzten Sportler die linke Seite angaben, was statistisch jedoch nicht signifikant war [11]. Obwohl für einige Sportarten die stärkere Belastung des Sprungbeins eine Bedeutung haben mag, ist die Folgerung auf eine Koinzidenz zwischen bevorzugtem Sprungbein und Überwiegen der linksseitigen Achillessehnenruptur beim Leistungssportler nicht stringent, da bei einer Reihe von Sportarten mit häufigem Auftreten von Rupturen (Bodenturnen) das Sprungbein keine wesentliche Rolle spielt.

Eine mögliche Erklärung beim Leichtathleten sieht Arndt in der unabhängig vom Sprungbein üblichen Laufrichtung, welche eine Mehrbelastung des linken „Kurvenbeins" bedingt.

Unter Berücksichtigung der Pathomechanismen und ätiopathologischen Phänomene beim „Freizeitsportler" ist jedoch ein Zusammenhang zwischen Sprungbein und Linksseitigkeit der Achillessehnenruptur anzunehmen, wobei letztlich der eindeutige wissenschaftliche Beweis anhand großer Studien noch nicht erbracht ist.

Das Auftreten von beidseitigen Achillessehnenrupturen wurde erstmalig von Petit [192] beschrieben. Im Gegensatz zum sukzessiven Auftreten der Rupturen innerhalb eines Intervalls ist die gleichzeitige Ruptur beider Achillessehnen aus der Literatur und den eigenen Erfahrungen immer mit einer prädisponierenden Erkrankung (Hyperurikämie, PCP) und oder prädisponierenden Medikationen (z. B. Kortison) assoziiert.

Am häufigsten reißt die Achillessehne im Bereich ihrer vaskulären und mechanischen „Wetterecke", d. h. zwischen 2–6 cm kranial ihrer kalkanearen Insertion. Der Anteil dieser Rupturlokalisation ist in der Literatur [11, 14, 63] und im eigenen Krankengut zwischen 80 und 90% angegeben. Proximale Rupturen distal des muskulotendinösen Übergangs treten zwischen 10 und 15% auf, wobei sie meistens ältere Patienten betreffen und daher auf der Grundlage degenerativer Veränderungen zu sehen sind.

Im Rahmen der Diagnostik ist hierbei das sog. „Tennis-leg" abzugrenzen, was klinisch häufig große Schwierigkeiten bereitet. Ausgesprochen selten treten Kalkaneus-nahe Rupturen auf. Auch spielt ein degenerativer Vorschaden meist eine entscheidende Rolle in der Pathogenese der Verletzung. Der knöcherne Ausriß der Achillessehne aus dem Fersenbein ist eine Rarität und wird röntgenologisch diagnostiziert [247]. Die Pathomechanik unterscheidet sich hierbei von den „klassischen" Rupturen. Im Gegensatz zu den impulsartigen Verletzungsmechanismen bei den tendinealen Rissen führen eher kontinuierlich steigende Zugspannungen und Kräfte zum knöchernen Ausriß.

1.3.7.6 Rupturmechanismus

Pathomechanisch ist die Achillessehnenruptur in den meisten Fällen Folge einer indirekten Zugeinwirkung. Direkte Entstehungsmechanismen wie Tritt oder Schlag auf die gespannte Sehne haben nur einen Anteil, der in der Literatur mit 1–10% angegeben wird [14, 142, 207].

Diese traumatisch bedingten Rupturen treten in erster Linie bei Kontaktsportarten wie Fußball, Handball, Hockey und Basketball auf. Besonders schwierig erscheint jedoch teilweise die Differenzierung zwischen einer traumatischen und indirekten Ruptur, da die Betroffenen fast regelmäßig bei dem Rupturereignis einen Schlag im Bereich der Wade oder Ferse verspüren, so daß sicherlich ein Teil der Verletzungen der Nähe eines Gegenspielers zugeordnet wird, obwohl nur eine indirekte Ruptur vorlag.

Die eigentlichen Rupturmechanismen reduzieren sich im wesentlichen auf 3 verschiedene Typen, wobei die einwirkende Zugkraft stark variieren kann. Ausgehend vom einfachen großen Schritt, bei dem der Verletzte das Gefühl hat, daß seine Sehne „irgendwie nachgibt", bis hin zu einem kraftvollen Absprung oder Sprint bestehen jedwede Ausprägungen.

Arner u. Lindholm analysierten folgende biomechanischen Abläufe [14]:

- Abstoßen mit plantarflektiertem Fuß bei gleichzeitiger Extension des Knies
- Plötzliche unerwartete Dorsalflexion im Sprunggelenk mit kräftiger Kontraktion der Wadenmuskulatur (Sturz nach vorne mit fixiertem Fuß; Tritt in ein Bodenloch)
- Aufkommen mit plantarflektiertem Fuß nach Sprung mit begleitender Kontraktion der Wadenmuskulatur

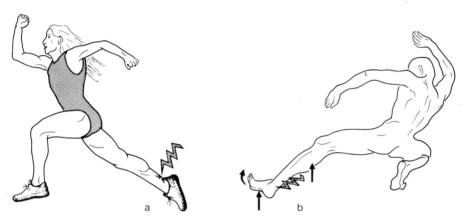

Abb. 10 a, b. Häufigste Rupturmechanismen

Dem ersten Mechanismus kommt nach Arner und Lindholm [14, 143] sowie Riede [207] als auch eigenen Beobachtungen in 50–60% aller Achillessehnenrupturen die größte Bedeutung zu.

1.3.7.7 Sportarten

Während bei den Verletzungen der Hauptzielgruppe (zwischen 30 und 40 Jahren) die Achillessehnenruptur bei sportlicher Betätigung auftritt, sind die Verletzungsmechanismen bei den älteren Patienten (über 50 Jahre) eher zufälliger Natur, wie Vertreten eines Beins oder Aufstehen aus der Hocke und beim Anschieben eines Autos.

In der Analyse der häufigsten Sportarten dominieren in Europa die traditionellen Ballsportarten wie Fußball (um 40%) und Handball sowie in den letzten Jahren aufgrund zunehmender Beliebtheit das Tennis, desweiteren Badminton und Squash. In den verschiedenen Untersuchungen variiert der Anteil der Ballsportarten am Gesamtkollektiv zwischen 75–85% [11, 21, 45, 84, 102, 236].

Auffallend ist, daß es sich bei den Patientenkollektiven zum einen um Freizeitsportler handelt, die nicht genügend austrainiert sind, zum anderen besteht ein hoher Anteil an Verletzten, die nur sitzende Tätigkeiten ausüben. In einer Analyse des sozialen Backgrounds von Jozsa [111] bei 173 Patienten fanden sich in 63% Akademiker und Angestellte bzw. Arbeiter mit leichter Arbeit und nur in 16% schwer arbeitende Patienten.

Der Anteil der Verletzungen in der Leichtathletik wird mit etwa 10% angegeben, wobei es sich hier um jüngere Patienten (Ende 20) handelt, welche sich die Verletzung häufig als Folge nicht vollständig ausbehandelter Vorerkrankungen (Achillodynien) oder aufgrund des heutzutage geforderten enormen Trainingspensums zuziehen. Eine verletzungsträchtige Sportart der 60er und 70er Jahre war das Skifahren, das aber durch Verbesserung des Schuhmaterials (hohe Schaftstiefel) mittlerweile fast bedeutungslos geworden ist.

2 Evaluation der frischen Achillessehnenruptur und des Heilverlaufs

2.1 Anamnese und klinische Untersuchungsmethoden

Das Verspüren eines schlagähnlichen oder peitschenhiebartigen Schmerzes ist das typische Charakteristikum beim Rupturereignis, daher glauben viele Verletzte, daß sie von jemandem getreten oder geschlagen worden sind. Rupturen, die sich bei einer Kontaktsportart ereignen, werden subjektiv als ein Schlag von einer Axt oder einer Stange empfunden. Häufig wird sowohl vom Patienten als auch von Umherstehenden ein „Knallen oder Schnalzen" gehört. Folge der Ruptur sind in erster Linie erhebliche dolchstichartige Schmerzen, welche im weiteren Verlauf jedoch abnehmen. Da bei der Achillessehnenruptur häufig ein Instabilitätsgefühl im Sprunggelenkbereich verspürt wird, ist eine Verwechslung mit der weit häufigeren Sprunggelenkdistorsion oder einer fibularen Bandruptur nicht ungewöhnlich und führt somit zur Fehlbehandlung mit der Problematik der Retraktion des proximalen Sehnenstumpfes aufgrund inadäquater Ruhigstellung oder nicht erfolgter operativer Versorgung der Ruptur.

Im Gegensatz dazu finden sich bei pathologischen Rupturen (Kortison-Therapie etc.) die oben erwähnten Phänomene nur sehr selten, so daß der Schmerz als Zeichen einer Verletzung der Achillessehne nicht vorhanden ist oder zu gering ist, als daß er als pathologisches Ereignis wahrgenommen wird. Den Verletzten fällt nur eine persistierende Kraftlosigkeit im verletzten Fuß auf, die sie zum Arztbesuch veranlaßt. Auffallend bei den Patienten ist eine manchmal sichtbare Wadenmuskelatrophie mit hochstehender Muskelkontur.

Die klinischen Zeichen einer frischen Achillessehnenruptur sind: zuerst die tastbare Delle im Rupturbereich. Aufgrund sich ausbildender Hämatome ist sie jedoch in einigen Fällen nicht mehr gut sichtbar, jedoch in der Regel gut palpabel. Die Sehnenstümpfe sind eindeutig tastbar und seitlich verschiebbar. Bei Dorsalflexion ist eine Vergrößerung zu verspüren. In einigen Fällen ist zusätzlich noch die Plantarissehne zu tasten, so daß die Fehldiagnose einer Teilruptur gestellt werden kann.

Typischerweise ist die Kraft der Plantarflexion deutlich vermindert oder vollständig aufgehoben. Bei dynamometrischen Untersuchungen von Arndt [11] fand sich eine Kraftminderung von 80–100% im Vergleich zur Gegenseite. Aufgrund der erheblichen Kraftminderung resultiert die Unmöglichkeit eines Einbeinzehenballenstands auf der verletzten Seite sowie des kraftlosen Abrollens des Fußes mit stelzenartigem Aufsetzen des Beins bei extern rotiertem Fuß. Obwohl die Aufhebung der Plantarflexion ein sicheres Zeichen für eine Achillessehnenruptur ist, läßt eine verbliebene Plantarflexion nicht den Schluß zu, daß keine Achillessehnenruptur vorliegt, da die Bewegung durch die extrinsischen Flexoren sowie durch die Plantarissehne in manchen Fällen noch durchgeführt werden kann.

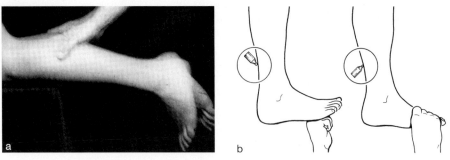

Abb. 11 a, b. Thompson-Test (**a**) und Nadeltest (**b**). (Nach O'Brian 1984)

Thompson u. Docherty [257] inaugurierten 1962 einen Wadenkneiftest zur Erkennung der Achillessehnenruptur. Der Patient liegt hierbei in Bauchlage mit freiliegenden Füßen, wobei der Untersucher eine manuelle Kompression auf die Wadenmuskulatur ausübt. Bei intakter Achillessehne erfolgt eine Plantarflexion, wogegen bei gerissener Sehne (positiver Thompson-Test) die Plantarflexion ausbleibt (Abb. 11).

Selbiger Mechanismus wurde von Copeland [54] aufgegriffen, wobei die manuelle Kompression durch das Anlegen einer Blutdruckmanschette ersetzt wurde. Mit gebeugtem Knie und in Plantarflexion des Fußes wird nun die Manschette auf 100 mmHg aufgeblasen.

Anschließend erfolgt eine passive Dorsalflexion durch den Untersucher, wobei bei intakter Sehne die Quecksilbersäule auf etwa 140 mmHg ansteigt, während bei einer Achillessehnenruptur der Anstieg ausbleibt.

Eine weitere Untersuchungsmethode ist der Nadeltest (Abb. 11) von O'Brian [181], bei dem eine Nadel oder Kanüle in die Sehne gestochen wird und die Mitbewegung der Nadel bei Dorsal- und Plantarflexion als Zeichen einer intakten Sehne gewertet wird, während das Verharren in der Ausgangsposition der Hinweis auf eine Achillessehnenruptur ist. Verständlicherweise hat sich dieser Test im klinischen Alltag nicht durchgesetzt.

Ein erhebliches Problem der klinischen Diagnostik ist die Unterscheidung einer kompletten von einer partiellen Ruptur, was definitiv nur durch den Einsatz apparativer Methoden möglich ist. Ein weiteres Problem, besonders für den unerfahrenen Untersucher ist die Abgrenzung einer Achillessehnenruptur von einem sog. „Tennis-leg", d. h. einem Riß im muskulotendinösen Übergang, das ein ähnliches klinisches Bild bietet.

2.2 Apparative Untersuchungsverfahren

Schon Anfang dieses Jahrhunderts versuchten Saar [217] und Quenu u. Stoianovitch [195] mittels Weichteilröntgenaufnahmen die Achillessehnenrupturen mit objektiven Methoden darzustellen. Bei Neutralstellung des Sprunggelenks wird eine seitliche Röntgenaufnahme mit halber Strahlenmenge durchgeführt. Kager [124] und Toygar [262] haben von diesen Aufnahmen indirekte Zeichen einer Achillessehnenruptur abgeleitet (Abb. 12).

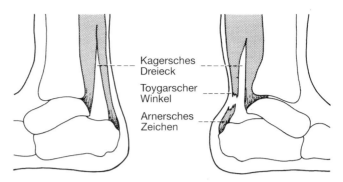

Abb. 12. Kager-Dreieck, Toygar-Winkel, Arner-Zeichen

Der bei normalen Verhältnissen regelmäßige Schatten, der sich durch die Strahlentransparenz der Weichteile zwischen hinterer unterer Tibiafläche, kranialem Rand des Kalkaneus und ventraler Achillessehne darstellt, wird als Karger-Dreieck bezeichnet. Bei Rupturen ist dieses Dreieck unregelmäßig oder nicht nachweisbar.

Der Toygar-Winkel beschreibt das Einsinken der Weichteile im Bereich der Diastase, wobei mit den Sehnenschenkeln ein nach hinten offener Winkel von 135°–150° gebildet wird.

Das Arner-Zeichen beschreibt eine Buckelbildung des Weichteilschattens der Achillessehne über dem Ansatz des Fersenbeins [14] (Abb. 12).

Alle beschriebenen diagnostischen Versuche waren in ihrer Treffsicherheit sicher der klinischen Untersuchung nicht wesentlich überlegen, zumal andere pathologische Veränderungen wie Peritendinitis achillae oder Ergüsse das Weichteilbild so veränderten, daß die vorgegebenen Kriterien nicht mehr den normalen anatomischen Verhältnissen entsprachen und somit zu Fehlinterpretationen führten [79, 80].

Im Rahmen diagnostischer Weiterentwicklungen konnte mit der Xeroradiographie eine Verbesserung der Darstellbarkeit von Weichteilen und somit auch der Achillessehnenruptur erzielt werden, ohne jedoch eine befriedigende Methode zu sein, welche der klinischen Untersuchung signifikant überlegen ist.

Der eigentliche Durchbruch in der Diagnostik begann Mitte der 80er Jahre mit der Anwendung von Computertomographie (CT) [203], Ultraschallsonographie [37, 150] und Kernspintomographie [144, 202] (Abb. 13).

Während die CT bis auf einige orientierende Studien in der Diagnostik der Achillessehnenruptur keine weitere Bedeutung gewann, wurden die Achillessehnenruptur sowie pathologische Veränderungen der Achillessehne Gegenstand systematischer Untersuchungen durch Ultraschallsonographie und Kernspintomographie. Beide Verfahren zeichnen sich durch gleiche Sensitivität und Spezifität in der diagnostischen Qualität aus. Aufgrund erheblich geringerer Kosten sowie unproblematischer Verfügbarkeit hat sich jedoch die Ultraschallsonographie gegenüber der Kernspintomographie als Methode der Wahl mittlerweile etabliert.

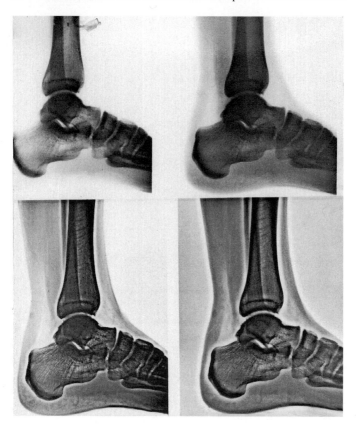

Abb. 13. Digitale Radiographie einer frischen Achillessehnenruptur

2.3 Differentialdiagnostisches Problem: Der Fersenschmerz

Obwohl die subkutane Achillessehnenruptur aufgrund der Eindeutigkeit der Verletzung in der Diagnose keine Zweifel lassen sollte, wird sie besonders von unerfahrenen Untersuchern immer noch übersehen. Die klassische Anamnese des hörbaren Geräusches und des reißenden Schmerzes wird nicht erhoben oder beachtet. Ein erhebliches Hämatom führt zum Verstreichen der sichtbaren Diastase. Erhaltene Plantarflexion durch Flexoren- oder Plantarissehne mit nur reduzierter Bewegungsunfähigkeit gibt Anlaß zu Fehlinterpretationen. Auch begeben sich die Patienten häufig erst nach Tagen in ärztliche Behandlung, so daß ein Hämatom sich lateralseitig verteilt hat und somit eine fibulare Bandruptur vortäuscht.

Differentialdiagnostisch sind in erster Linie Zerrungen an der Wadenmuskulatur und Tendinopathien sowie Distorsionen und Rupturen der fibularen Bänder auszuschließen. Bei den Verletzungen der Wadenmuskulatur muß besonders auf das schon erwähnte „Tennis-leg" geachtet werden. Eindeutig ist hierbei die Kontinuität des Sehnenspiels erhalten sowie die Form des distalen dorsalen Unterschenkels. Die Plantarflexion ist zwar schmerzhaft, jedoch ausreichend kraftvoll. Veränderungen der Flexoren sowie Distorsionen und Rupturen der fibularen Bänder lassen sich durch die entsprechenden Funktionstests (z. B. Adduktion und Supination des Fußes gegen Widerstand, Talusvorschub, Taluskippung) eindeutig nachweisen. Tendopathien, Peritendinitis achillea und Bursitiden (subachillea bzw. achillea) weisen lokalisierte Schmerzpunkte auf. Die Sehnenkontinuität ist trotz Schwellzuständen immer feststellbar. Thrombophlebitiden des Unterschenkels zeigen keine Schmerzen, welche auf die Sehne lokalisiert sind, ferner findet sich neben der Schwellung häufig eine diagnoseweisende Rötung.

Knöcherne Verletzungen wie Sprunggelenk- oder Kalkaneusfrakturen werden durch Röntgendiagnostik eindeutig ausgeschlossen, deshalb sollte, besonders bei diagnostischer Unsicherheit, eine seitliche Röntgenaufnahme der Sprunggelenke und des Fußes durchgeführt werden.

Die Durchsicht der Literatur unterstreicht die Problematik der klinischen Diagnostik einer frischen Achillessehnenruptur. In einer von Arndt [11] zusammengestellten Statistik werden übersehene Achillessehnenrupturen von verschiedenen Autoren zwischen 18 und 77% angegeben, wobei die Untersuchungen aus den 60er und 70er Jahren stammen, also zu einem Zeitpunkt, als die Achillessehnenruptur noch mehr als Rarität einzuordnen war. Jedoch auch Scheller et al. [223] gaben 1980 den Anteil übersehener Rupturen mit 25% an. Im eigenen Krankengut, seit 1987, zu einem Zeitpunkt definitiver apparativer Diagnosemöglichkeiten (Sonographie, NMR), wurden von 187 Fällen 7 (4%) veraltete, nicht erkannte Achillessehnenrupturen behandelt.

3 Therapie der frischen Achillessehnenruptur

Die nicht erkannte und unbehandelte Ruptur der Achillessehne führt innerhalb von zwei bis vier Monaten (je nach begleitenden Erkrankungen und Medikationen, z. B. Niereninsuffizienz, Steroidtherapie) zur Distraktion der Sehnenenden mit konsekutiver Narbenbildung im Rupturbereich. Durch Vermehrung und Verfestigung des Regenerats wird eine „Neosehne" gebildet, die eine moderate, kraftlose Funktion im Sprunggelenk erlaubt. Wesentlicher Pathomechanismus ist die Verlängerung der Sehne mit Verlust der normalen Muskel-Sehnen-Spannungsverhältnisse. Dies hat eine Reduktion der Hubhöhe und somit der Kraftleitung der Wadenmuskeln zur Folge, welche dadurch erheblich atrophieren. Der Patient ist trotz intensiver Übungsbehandlung nicht mehr in der Lage, die Muskulatur aufzubauen, woraus ein Hinken resultiert, da ein kraftvolles Abrollen des Fußes und der Zehen unmöglich ist.

Die Behandlung der Achillessehnenruptur hat im Laufe der Jahrzehnte verschiedene Phasen durchgemacht. Schon 1929 forderten Quenu u. Stoianovitch [195] die operative Behandlung dieser Verletzung, welche in der Folgezeit zur Methode der Wahl wurde. Erst als Lea u. Smith [139] mit einer differenzierten konservativ-immobilisierenden Behandlung vergleichbare Ergebnisse erzielen konnten, bekam die Diskussion über die adäquate Therapie einen neuen Schub. Während die Methode in Mitteleuropa nur geringe Bedeutung gewann, stellte sie in den angloamerikanischen Ländern sowie in Skandinavien eine therapeutische Alternative dar. Sowohl aufgrund tierexperimenteller Studien zum Heilverlauf konservativ und operativ behandelter Achillessehnen als auch unter dem zunehmenden Druck der „juristischen Einflüsse" auf Behandlungsstrategien ist in den letzten 5 Jahren auch in Mitteleuropa ein dogmatisches Vorgehen zunehmend verlassen worden. Inzwischen stellt sich individuell die Frage, welcher Patient konservativ versorgt werden kann und welcher operativ behandelt werden muß.

3.1 Konservative Behandlungsmethoden

Bis Ende der 20er Jahre wurde, falls erkannt, die Achillessehnenruptur konservativ behandelt. Quenu u. Stoianovitch [195] postulierten 1929 die operative Versorgung der Achillessehnenruptur, welche sich in der Folgezeit als Therapie der Wahl durchsetzte. Erst 1968 konnten Lea u. Smith [139] mit einer differenzierten konservativ-immobilisierenden Therapie mit der operativen Therapie vergleichbare Ergebnisse erzielen. Die Behandlung sah einen Unterschenkelgips in Spitzfußstellung für 8 Wochen vor. Danach wurde eine Absatzerhöhung von 2,5 cm für 4 Wochen durchgeführt. Zusätzlich konnte der Patient mit Kräftigungsübungen der Wadenmuskulatur beginnen. Von 66 so behandelten Patienten hatten 7 Patienten eine Reruptur, wobei davon 4 Patienten nur eine Gipsimmobilisation von 6 Wochen hatten. Bei allen Patienten ereignete sich die Reruptur innerhalb einer Woche nach Gipsentfernung; 5 dieser Patienten wurden erneut im Gips erfolgreich ausbehandelt. Die weitere Entwicklung der konservativen Behandlung sah nur geringe Modifikationen vor. Stein u. Luekens [249] immobilisierten die Patienten anfänglich für 4 Wochen mit einem Oberschenkelgips in Spitzfußstellung, danach wurde ein Unterschenkelgips mit leichter Redressierung der Spitzfußstellung für 2 Wochen angelegt, anschließend für weitere 2 Wochen ein Unterschenkelgips in Neutralstellung des Fußes. Die konsekutive Redressierung des Fußes aus der Spitzfußstellung wurde de facto von allen konservativ behandelnden Autoren durchgeführt. Im Anschluß an die Gipsbehandlung war eine Absatzerhöhung von 2–2,5 cm für 4 Wochen obligat. Die Rerupturrate wurde zwischen 5 und 25% angegeben [67, 118, 121, 177, 190, 249].

3.2 Operative Verfahren

Ziel der Operation ist die Adaptation der Sehnenenden im ursprünglichen Spannungsverhältnis und Fixierung bis zur Ausheilung.

Operationstechnisch muß zwischen frischer und veralteter Ruptur unterschieden werden, wobei die Grenze etwa bei der 3. Woche liegt. Innerhalb dieser Zeit gelingt nahezu immer eine primäre Naht der Sehnenstümpfe, während bei der veralteten Ruptur aufgrund Retraktion der Sehnenenden sowie Rigidität und Atrophie der Muskulatur eine einfache Naht die Gefahr einer erzwungenen Adaptation und damit ein erhöhtes Rerupturrisiko birgt. Es folgen Aspekte, die für die operative Versorgung von besonderer Bedeutung sind.

3.2.1 Operationszeitpunkt

Die frische Achillessehnenruptur sollte so früh wie möglich versorgt werden, um eine unnötige Traumatisierung der schon einsetzenden Regenerationsvorgänge mit Verwachsungen von Sehne und Peritendineum zu vermeiden. Eine gewisse Rolle spielt hierbei sicherlich, daß ein Anteil der Rupturen verspätet erkannt und damit nicht sofort operativ versorgt werden konnte. Carden [41] fand mit 22% (frisch) gegenüber 27% (alt) einen geringeren Anteil an chirurgischen Komplikationen bei den frischversorgten Rupturen. In einer eigenen retrospektiven Analyse [261] lag die operative Komplikationsrate mit 6,6% bei Versorgung innerhalb von 48 h gegenüber 8,7% bei späterer Operation deutlich niedriger.

3.2.2 Operationsmethoden

In einer Durchsicht der Literatur fanden Crolla et al. [56] 60 verschiedene operative Methoden zur Behandlung der Achillessehnenruptur.

Die Fülle der angegebenen Verfahren spricht nicht für die Kreativität der Operateure mit der Suche nach einer möglichen Verbesserung, sondern auch für die Angst vor einer möglichen Ruptur. Im Interesse der Übersichtlichkeit soll nur auf die gebräuchlichsten Methoden bei der Versorgung der frischen und veralteten Achillessehnenruptur eingegangen werden.

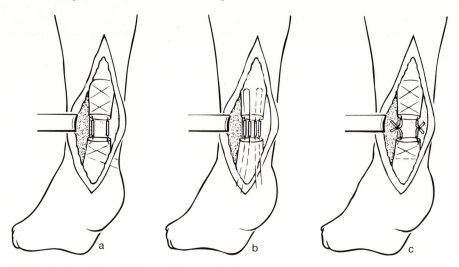

Abb. 14. Nahttechnik nach Bunnell, Lange und Mason

Bei der frischen Achillessehnenruptur ist die einfache End-zu-End- oder die 3-Zipfel-Naht [145] die Methode der Wahl, da es fast ausnahmslos gelingt, die Sehnenenden zu adaptieren. Die üblichen Techniken sind die nach Lange, Bunnell, Kessler, Kleinert oder Mason [11, 170] (Abb. 14).

3.2.3 Vorgehen bei frischer Ruptur

Die Lagerung des Patienten erfolgt in Bauchlage, wobei die Füße über den Operationstisch reichen, um eine Beweglichkeit des Sprunggelenks für die Adaptation der Sehnenenden zu erreichen. Der Eingriff erfolgt, wenn keine Kontraindikationen bestehen, in Blutsperre. Der Operationsschnitt sollte medial verlaufen (bogenförmig oder gerade), um Läsionen am lateral verlaufenden N.suralis oder der V.saphena parva zu vermeiden. Mediane Schnittführung über der Sehne führt zu störender Narbenbildung. Aus dem gleichen Grund sollte auch das Peritendineum seitlich eröffnet werden. Wesentlich ist die nur spärliche Mobilisation der Sehnenenden, um die peritendineale Blutversorgung nicht zu kompromittieren. Durch Spitzfußstellung und gegebenenfalls auch durch Beugung im Kniegelenk lassen sich die Sehnenenden meist mühelos adaptieren. Es erfolgt nun eine Durchflechtungsnaht mit resorbierbarem Nahtmaterial, das eindeutig Wundheilungsstörungen reduziert [60]. Zur Vermeidung der Haut-Sehnen-Verwachsungen und für eine bessere Gleitfunktion ist eine 5-0-Naht des Peritendineums anzustreben.

3.2.4 Vorgehen bei veralteter Ruptur

Die Problematik der veralteten Ruptur besteht in der Retraktion der Sehnenenden mit dem möglichen Mangel an leistungsfähigem Regenerat. Zuweilen gelingt auch hier die primäre Anastomose, meistens ist jedoch ein plastisches Verfahren notwendig.

Zahlreiche Methoden [11, 33, 151] (Abb. 15) sind in der Literatur angegeben worden, wobei hier nur die wesentlichen aufgelistet werden können:

Plastiken aus der Aponeurose des M. gastrocnemius

1. Griffelschachtelplastik nach M. Lange
2. Umkehrplastik nach Christensen/Gebhard
3. Umkehrplastik nach Silfverskjöld
4. Zwei-Lappen-Umkehrplastik nach Lindholm

Plastiken und Naht mit Eigensehne

1. Plantarissehne (Chigot, Brunner, Freilinger)
2. Palmaris-longus-Sehne (Christ)
3. Peroneus-brevis-Plastik (Trillat [264], Blauth [23])

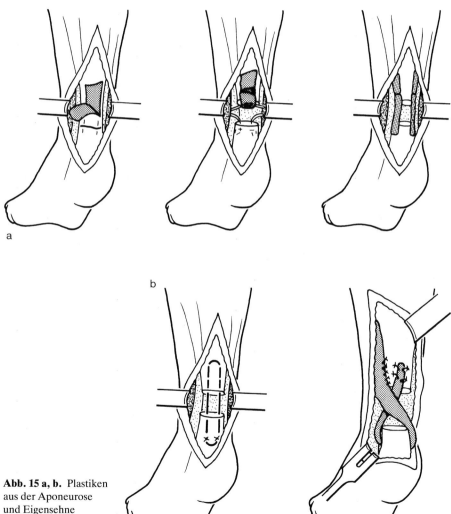

Abb. 15 a, b. Plastiken aus der Aponeurose und Eigensehne

Grundsätzlich sollte die operative Versorgung der Achillessehnenruptur einfach sein. Daher sind plastische Versorgungen Ausnahmesituationen vorbehalten, zumal sie die Operation erweitern und damit verlängern.

Probleme entstehen durch die erschwerte Rekonstruktion des für die Heilung wesentlichen Gleitlagers, wodurch das funktionelle Resultat verschlechtert wird.

Im einzelnen führen die plastischen Verfahren häufiger zu hartnäckigen Wundheilungsstörungen und Fistelbildungen, wobei besonders bei freitransplantiertem Material die Gefahr der nekrotischen Abstoßung hoch ist.

Bei der Umkehrplastik ergeben sich Probleme durch Adhäsionen im Narbenbereich, daher der Vorschlag von Silfverskjöld [240] zur 180°-Drehung des Lappens, so daß die „glatte" (inerte) Seite der Haut anliegt.

Während einige Autoren [63, 122, 220] die Augmentationsplastik für die primäre Versorgung immer noch empfehlen, zeigen eigene Erfahrungen [261] eine Komplikationsrate (einschließlich Wundrandnekrosen) von 6,6% bei primärer Naht innerhalb von 48 h den mit resorbierbarem Faden gegenüber 3 Infekten bei 8 primären oder frühsekundären plastischen Verfahren.

Als Konsequenz aus dem Regenerationsverhalten der Sehnen erscheint ein „biologisches" und nicht „mechanisches" Vorgehen sinnvoll.

3.3 Operative Behandlung mit Fibrinklebung

Experimentelle Untersuchungen von Beck [17] zeigten, daß eine Kombination von Naht mit Fibrinkleber zu einer Erhöhung der Reißfestigkeit um fast den 3fachen Wert führten. Rupp u. Stemberger [216] wendeten dieses Konzept in der klinischen Erprobung an. Wiederum Rupp und später Winter [279] führten dann die operative Versorgung der Achillessehnenruptur mit alleiniger Fibrinklebung durch. Die Technik sieht hierbei ein vorsichtiges Auskämmen der Sehnenstümpfe vor. Danach werden die wiedervereinigten Sehnenenden mit 1–2 mm Fibrinkleber verklebt. Nach der Naht des Peritendineums mit resorbierbarem Material wird eine immobilisierende Nachbehandlung mit Gips durchgeführt. Als Vorteil der Methode wird die einfache, atraumatische Operationstechnik angeführt, welche eine genauere anatomische Rekonstruktion der Sehnenstümpfe erlaubt. Besonders bei aufgefaserten, elongierten Sehnenstümpfen eignet sich die Fibrinklebung zur Wiederherstellung ohne Längeneinbuße. Desweiteren wird durch die Klebung im Gegensatz zur Naht eine eventuelle lokale Durchblutungsstörung des Sehnengewebes und somit eine zusätzliche ischämiebedingte Devitalisierung und Nekrotisierung vermieden. Retrospektive Untersuchungen [130, 182–185, 200, 226, 279] sahen im Vergleich zur konventionellen Nahttechnik sogar bessere Ergebnisse im Wiedererlangen des sportlichen Niveaus. Jedoch muß einschränkend gesagt werden, daß bis zum jetzigen Zeitpunkt noch keine prospektiv-randomisierte Studie vorliegt.

3.4 Nachbehandlung

In der Nachbehandlung der operativ wiederhergestellten Sehne stehen sich 2 kontroverse Forderungen gegenüber:

3.4 Nachbehandlung

1. Der Schutz der durch die Naht nur bedingt belastbaren Sehne mit deutlich herabgesetzter Reißfestigkeit.
2. Die Verminderung der durch die Immobilisierung verursachten Schäden an Muskulatur, Gelenktrophik und Propriozeption.

Zwei Aspekte beherrschen die Nachbehandlung der Achillessehnenruptur:

1. Das funktionelle Resultat entscheidet sich innerhalb der ersten 8 Monate.
2. Eine mögliche Ruptur ereignet sich in mehr als 70% der Fälle innerhalb der ersten 3 Monate.

Obwohl gerade die Nachbehandlung von entscheidender Bedeutung für das funktionelle Ergebnis ist, wird dieser Aspekt nur in wenigen Publikationen berücksichtigt [83, 102, 155, 207]. Zumeist wird mit Anlage des Gipses, Empfehlung für den Abnahmezeitpunkt sowie Dauer und Art der Schuherhöhung dieses Kapitel abgeschlossen.

Aufgrund der verschiedenen Voraussetzungen (mit/ohne Gips) und Aufgaben ergibt sich ein 3-Stufen-Plan in der Nachbehandlung, wobei den angegebenen Zeiten individuelle Variationen vorbehalten bleiben:

1. Stufe (im Gips): Einschränkung der Muskelatrophie besonders auch der nicht betroffenen Muskulatur sowie Herz-Kreislauf-Training beim Sportler
2. Stufe: Muskelkräftigendes, koordinatives Training des verletzten Beins nach Gipsabnahme
3. Stufe: Sportspezifisches Rehabilitationsprogramm

Ad. 1: Behandlung im Gips (6 Wochen). Im Anschluß an die Operation sollte zur Entlastung der Naht für 3–5 Tage ein Oberschenkelspaltgips in möglichst geringer Spitzfußstellung angelegt werden, soweit die Naht dies zuläßt. Nach Wundheilung (10. bis 12. Tag) Anlegen eines Unterschenkel-Gehgipsverbands.

Gleichzeitig sollte Muskelarbeit mit Widerstandsübungen für die Muskelgruppen des Rumpfes, der Gesäßmuskulatur, der oberen Extremitäten und des kontralateralen Beins (Crossing-Phänomen!) durchgeführt werden, ebenso isometrische Spannungsübungen (5–10 s) der Oberschenkelmuskulatur, als Konditionstraining für Hochleistungssportler Handfahrrad und zyklische Gymnastik.

Ad. 2: Behandlung ohne Gips (7. bis 12. Woche). Zum Schutz der Sehne vor extremen Belastungen aufgrund mangelnder Muskelkompensation und Koordinationsfähigkeit sollte für die ersten 2 Wochen ein Zinkleimverband bzw. Tapeverband angelegt werden, ferner für 1 Monat, je nach Art der postoperativen Gipsredressierung (100°/110° Spitzfußstellung), eine Schuhabsatzerhöhung von 1–2 cm durchgeführt werden.

Als physiotherapeutische Maßnahmen sollten anfänglich Gangschulung, Koordinationsübungen und langsam gesteigertes isometrisches Training erfolgen. Nach Entfernung des Schutzverbands beginnen Bewegungsübungen im Wasser (Plantarflexion) sowie Schwimmen (Flossenschwimmen).

Ad. 3: Sportartspezifisches Training (10. bis 12. Woche). Lauf- und Trabübungen ohne extreme Sprung- und Sprintbelastungen auf ebenem Gelände, isometrische Maximalkraftübungen, uneingeschränktes Fahrradfahren. Nach 5–6 Monaten wettkampfnahes Training unter Einbeziehung rupturspezifischer Bewegungsabläufe.

Eine Arbeitsfähigkeit kann je nach Beruf und Belastung nach der 9. bis 12. Woche ausgesprochen werden.

Inwieweit die immobilisierende Behandlung zu Minderungen der funktionellen Ergebnisse führt, zeigen Nachuntersuchungen von Jacobs [121], Nistor [177] und Shields [239]. In einem Zeitraum von 1–4 Jahren fanden sich Kraftminderungen im verletzten Bein von 10–35% und Wadenumfangsminderungen von 1–3 cm, wobei konservativ behandelte Patienten, aufgrund der längeren Gipsimmobilisation, in der Regel schlechtere Ergebnisse zeigten. Der Aspekt der Bewegungseinschränkung wurde erstmals von Marti u. Weber [156] berücksichtigt, die eine frühfunktionelle Behandlung für 12–14 Tage nach der Operation mit nachfolgender Gipsimmobilisierung für 8 Wochen empfahlen. Crolla et al. [56] führten bis zum 5. postoperativen Tag eine funktionelle Behandlung mit einer Tensoplast-Bandage im OSG durch, bevor das operierte Bein für 6 Wochen in einem Unterschenkelgips immobilisiert wurde. Diese Methode wurde von Haschert u. Thiel [102] mit dem abnehmbaren Neofrakt-Verband aufgegriffen. Einen Schritt weiter gingen Bolhuis et al. [28]. Sie führten nach operativer Behandlung der Ruptur eine Nachbehandlung mit einem Tapeverband für 6 Wochen bei 14 Patienten durch. Der Unterschenkelgips wurde in Plantarflexion angelegt, so daß eine Limitation der Bewegung im OSG, besonders im Hinblick auf die delitäre Dorsalflexion, erreicht wurde. Keiner der 14 Patienten hatte eine Reruptur.

Ziel der Behandlung kann nicht allein die Wiederherstellung der Sehnenkontinuität sein, sondern auch das Erreichen eines im Vergleich zum unverletzten Bein gleichwertigen Ergebnisses zum frühestmöglichen Zeitpunkt.

Die allgemeine Problematik der Reruptur in der Literatur wird jedoch bedeutsam, wenn die protektiven Maßnahmen aufhören. Die Beschreibung der Mechanismen bei aufgetretener Reruptur zeigt in vielen Fällen folgenden Ablauf:

- Unbeabsichtigte forcierte Dorsalflektion (Abrutschen beim Treppensteigen, unebenes Gelände)
- Hauptsächliches Auftreten innerhalb der ersten 2 Monate nach Gipsabnahme

Offensichtlich kommt zu den noch ungenügenden mechanischen Eigenschaften der Sehne ein mangelnder muskulärer Status hinzu, so daß solche Belastungen nicht ausgeglichen werden können. Dies gilt sowohl für den propriozeptiven als auch für den Kraftbereich.

Die schon erwähnten experimentellen Untersuchungen von Limpscomp [129], Schatzker [222], Tittel [259] und Viidik [265] haben die Verbesserung des Heilvorgangs sowie der mechanischen Eigenschaften der Achillessehne bei funktioneller Behandlung bzw. durch Lauftraining bewiesen. Die Vorteile für den muskulären Status (Kraft, Propriozeption) stehen außerhalb der Diskussion.

4 Evaluation der frischen Achillessehnenruptur durch Ultraschallsonographie und Kernspintomographie

4.1 Physik der Ultraschallsonographie

Elektrische Energie in Form von elektrischen Signalen läßt sich mit Hilfe moderner Mikroelektronik fast beliebig verarbeiten und speichern. Die modernen Geräte der Ultraschalldiagnostik nutzen diese Möglichkeit, mit Hilfe eines elektromechanischen Wandlers elektrische Energie in mechanische Energie (Schallwellen) umzuwandeln.

J. und P. Curie haben 1880 den Piezoeffekt entdeckt und damit Stoffe, die beim Anlegen einer elektrischen Spannung eine mechanische Bewegung (Kontraktion oder Ausdehnung) ausführen, umgekehrt jedoch auch bei einer Druckbelastung elektrische Energie liefern. Entgegen den früher verwendeten Quarzen sind die heutigen Werkstoffe piezoelektrische Keramiken.

Die Impuls-Echo-Methode ist das Prinzip aller heutigen Ultraschalldiagnostikgeräte. Der Ultraschallwandler sendet einen kurzen Ultraschallwellenzug (Impuls) in eine definierte Richtung. Parallel dazu arbeitet der Wandler auch als Empfänger, während der Sendeimpuls durch das Untersuchungsgebiet läuft und dort Echoimpulse auslöst. Diese kehren mit der dem Untersuchungsgebiet eigenen Schallgeschwindigkeit zurück und werden in elektrische Signale umgewandelt. Nach Abschluß dieses Vorgangs, man spricht von einer Ultraschallzeile, kann ein neuer Impuls ausgesandt werden.

Die Tiefenposition der Echos innerhalb der Bildzeile wird entsprechend der Zeitdifferenz (δt) dargestellt, die zwischen dem Abschicken des Sendeimpulses und dem Empfang verstreicht. Mathematisch dargestellt heißt das:

$$Z_e = \tfrac{1}{2} \cdot c \cdot \delta t$$

Z_e ist der geometrische Abstand zwischen Wandler und Echoerzeuger (z. B. Sehne) und **c** die Schallgeschwindigkeit im Untersuchungsgebiet, wobei aufgrund der doppelten Laufstrecke von Wandler zu Echoerzeuger der Faktor ½ entsteht.

Die Stärke des Impulses wird als Signalhöhe bezeichnet und im Bild in einen Helligkeitswert umgesetzt, d. h. ein starker Echoimpuls (Kortikalis) in einen starken (weißen) Helligkeitswert.

Durch Anordnung mehrerer Ultraschallwandler nebeneinander über dem Untersuchungsgebiet läßt sich somit ein Bild aufbauen, das durch die Umsetzung der Echohöhen in Helligkeitswerte als B-Bild (brightness) bezeichnet wird. Erzeugt man auf diese Weise etwa 25–50 Bilder pro Sekunde, so kann man ein flimmerfreies Bild herstellen und Bewegungsabläufe direkt erkennen. Dieses „schnelle B-Bild" wird als „Real-time-Sonographie" bezeichnet.

Die technische Entwicklung der Bildwandler (Transducer) ermöglicht 2 wesentliche Methoden das Untersuchungsgebiet abzutasten („scannen"). Der oben beschriebene

Bildaufbau sieht das lineare oder parallele Aneinanderreihen von einzelnen Wandlerelementen vor. In praxi wird eine Verbesserung des Zeilenrasters erreicht, indem man nicht mehrere große Wandler parallel schaltet, sondern sehr viele kleine Elemente linear anordnet („linear-array-scanner"). Faßt man mit einer elektronischen Schaltung diese Anordnung zu einer aktiven Gruppe zusammen, so ist das Ergebnis ein Bild mit parallelen Bildzeilen („Parallelscan").

Beim Sektorscan wird ein einzelnes Wandlerelement mechanisch so um eine Achse gedreht, daß der Impuls in verschiedene Richtungen abgeschickt und von dort auch empfangen wird. Aufgrund dieser Positionsänderungen werden radiale Bildzeilen und somit ein sektorförmiges Bild erzeugt.

Der „Curved-array-Scanner" stellt als ein im Aufbau konvex gebogener Linearscanner einen Kompromiß zwischen Sektor- und Linearscanner dar. Der Vorteil der Krümmung ist eine Verkürzung der Ankoppelungsstelle, wobei die Bilddarstellung mit divergenten Bildzeilen erfolgt, die an der konvexen Kontur ansetzen.

Die optimale Anwendung der verschiedenen Scanner richtet sich in erster Linie nach dem Untersuchungsgebiet und der diagnostischen Fragestellung. Ist das „akustische Fenster" klein (Darstellung der Leber zwischen den Rippen), so empfiehlt sich der Sektorscanner. Ist im Nahbereich ein breites Bildfenster oder kommt es in der Bilddarstellung auf eine möglichst geometriegetreue Darstellung an, so ist der Linearscanner der Transducer der Wahl.

Die Ausbreitung der Ultraschallwellen im Körpergewebe entspricht den akustischen Eigenschaften der einzelnen Medien und folgt analog den Gesetzen der Optik wie Beugung, Reflexion, Streuung, Brechung und Absorption. Longitudinalwellen sind als rhythmische Folge von Druck- und Zugspannungen zu verstehen. Die Longitudinalwellen breiten sich im menschlichen Gewebe mit nahezu konstanter Geschwindigkeit aus. Die Schallgeschwindigkeit hängt jedoch von der jeweiligen Gewebeart ab (Tabelle 1).

Tabelle 1. Schallgeschwindigkeit in Abhängigkeit der Gewebeart. (Nach H. Sattler 1988)

Medium	Temperatur [°C]	Frequenz [MHz]	Schallgeschwindigkeit [m/s]
Wasser	25	15	1495
Menschliches Gewebe	37	2,5	1495–1610
Muskel	24	1,8	1568
Leber	24	1,8	1570
Fett	24	1,8	1476
Gehirn	24	2,0	1521
Knochen	24	0,8	3360

Bei der Sonographie kommt es an der Grenze zweier Medien mit unterschiedlicher Schallleitgeschwindigkeit zu einer Veränderung des Schallstrahls, welche als akustischer Impedanzsprung bezeichnet wird. Akustische und anatomische Grenzflächen stimmen nahezu überein, so daß durch Änderungen an den akustischen Grenzflächen ein anatomisches Bild aufgebaut wird.

Zwischen Geweben mit sehr großer Differenz des Schallwiderstands (z. B. Weichteile zum Knochen) erhält man eine fast vollständige Reflexion, wobei der möglichst perpendikuläre Einfall der Schallwellen auf die akustischen Grenzflächen eine wesentliche Voraussetzung für einen großen Impedanzsprung ist.

Gewebe gleicher Reflexionsdichte können nicht mehr unterschieden werden, wobei die physikalische Grenze bei einem Impendanzunterschied von 1% liegt.

Die schon aufgeführten optischen Phänomene sind bedeutungsvoll zum Verständnis des Bildaufbaus und der Artefaktbildung und Interpretation des Sonogramms.

4.1.1 Beugung

Trifft ein Schallstrahl auf ein Hindernis (Gewebe), so werden die Ultraschallwellen in den Schallschatten gebeugt. Die Beugung des Ultraschalls ist von der Frequenz abhängig, d. h., mit steigender Frequenz nimmt die Beugung ab.

4.1.2 Brechung

Beim Übertritt von Ultraschallwellen von einem Medium zum anderen werden diese entsprechend der unterschiedlichen Dichte gebrochen. Aus dem Verhältnis der verschiedenen Ausbreitungsgeschwindigkeiten läßt sich die Brechung berechnen.

4.1.3 Reflexion

Die Reflexion einer Ultraschallwelle ist abhängig vom Unterschied der akustischen Eigenschaften zweier aneinanderliegenden Medien.

4.1.4 Streuung

Eine Streuung von Schallwellen tritt an Grenzflächen auf, die nicht im 90°-Winkel zu ihrer Ausbreitungsrichtung stehen. Die Streuung ist auch frequenzabhängig, wobei die Intensität der Streuung mit zunehmender Frequenz ansteigt. Da im menschlichen Körper keine glatten Flächen vorhanden sind, tritt dieses Phänomen regelmäßig auf.

4.1.5 Absorption

Durch Umwandlung in Wärme geht ein Teil der Schallwellenenergie verloren. Um Schallreflexionen aus tiefen Schichten zu empfangen, muß der Absorptionsverlust durch eine entsprechende laufzeitabhängige Verstärkung ausgeglichen werden. Moderne Geräte ermöglichen dies durch einen Tiefenausgleich oder TGC-Verstärkung (time gain compensation). Die Eindringtiefe des Ultraschalls wird definiert durch Absorption, Streuung und Auflösungsvermögen und nimmt mit steigender Frequenz ab. Die spezifische Abschwächung in einem Medium wird Dämpfung genannt (Tabelle 2).

Tabelle 2. Dämpfung der Schallintensität in verschiedenen Geweben (1 mHz). (Aus H. Sattler 1988)

Fett	0,35–0,7
Muskel	1,5–3,0
Leber	0,95
Niere	1,1
Knochen	12,0

Unter *lateraler Auflösung* wird der Mindestabstand zweier Objekte quer zur Schallrichtung verstanden, welche noch voneinander differenzierbar sind. Die laterale Auflösung ist abhängig von der Schallkopfgeometrie, der Frequenz und der Impulsdauer.

Die *axiale Auflösung* ist der kleinste differenzierbare Abstand zweier Objekte in Schallrichtung. Er wird von der Impulsdauer begrenzt und nimmt mit der Frequenz zu.

Das *Nahfeld*, das eine stark inhomogene Interferenzstruktur aufweist, beschreibt den Bereich, der dem Wandler unmittelbar anliegt. Verschiedene Wellenzüge sind nicht in „Phase" und können sich somit sogar gegenseitig auslöschen.

Mit zunehmenden Abstand vom Transducer werden die Laufwegunterschiede immer geringer. Sie kommen „in Phase", was zu Intensitätserhöhung mit optimaler Abbildung führt. Dieser Bereich wird als *Fokuszone* bezeichnet.

Mit größerem Abstand verbreitet sich die Impulswelle kontinuierlich. Die Verbreiterung ist um so geringer, je größer die Schallkopfapertur (Linearschallkopf) und die Frequenz sind. Dieser Bereich wird als *Fernfeld* bezeichnet.

Durch vollständige Absorption oder Reflexion an akustischen Grenzflächen können dahinter sogenannte „*Schallschatten*" auftreten. Diese Schallschatten sind charakterisierend für Knochen, Konkremente oder Verkalkungen.

4.1.6 Artefakte

Artefakte sind Erscheinungen, die durch Geräteeinstellung nicht eliminiert werden können. Zur sicheren Beurteilung gerade pathologischer Veränderungen ist deren Kenntnis und Interpretation Voraussetzung.

Bogenartefakte
An Grenzflächen, welche nicht parallel zum Wandler begrenzt sind, werden die schrägliegenden, meist seitlichen Anteile mit weniger Intensität reflektiert, so daß in diesem Bereich sogar Schallschatten hervorgerufen werden können (Abb. 16).

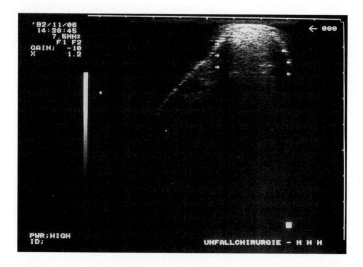

Abb. 16. Bogenartefakt an einer Achillessehne

Wiederholungsechos
Das Auftreten von Schallimpulsen zwischen Medien verschiedener Impedanz führt zur Reflexion eines Teils der Schallwellen, während der andere Teil durch die Grenzfläche hindurchgeht, was zu Mehrfachreflexionen führen kann.

„Wandernder Reflex"
In der statischen Untersuchung zeigt sich bei Sehnen im optimalen Fokusbereich eine kräftige echoreiche Reflexion, während im weiteren Verlauf, aufgrund von Beugung und Brechung in der Krümmung des Sehnenverlaufs, eine echoarme Struktur zur Darstellung kommt. Bei der dynamischen Untersuchung wird die Sehne unter dem Schallkopf langsam bewegt. Wiederum kommt es jeweils dort, wo die Sehne perpendikulär getroffen wird, zu einem kräftigen Echoreflex, wobei es durch die Bewegung der Sehne zu einem „Wandern" dieser echoreichen Zone kommt.

4.2 Technik der Ultraschalluntersuchung der Achillessehne

Die *Achillessehne* ist aufgrund ihrer oberflächlichen Lage der Ultraschalluntersuchung gut zugänglich. Zur Darstellung der Achillessehne werden Applikatoren mit 7,5 oder 5 MHz verwandt, wobei aufgrund der Lage der 7,5-MHz-Schallkopf das Instrument der Wahl ist, da aufgrund der hohen Frequenz der Schallfokus im Sehnenbereich liegt.

Zur besseren Ankopplung erscheint aus eigener Erfahrung ein Silikonkissen oder eine Wasservorlaufstrecke obligat, da gerade im distalen Sehnenabschnitt mit dem prominenten Kalkaneus ein befriedigender, artefaktfreier Bildaufbau sonst nicht zu erreichen ist (Abb. 17).

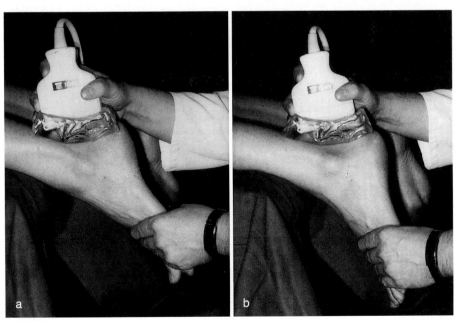

Abb. 17 a, b. Technik der Achillessehnensonographie

Die Untersuchung wird auf dem Bauch liegend durchgeführt, wobei der Fuß über die Untersuchungsliege hinausragt. Auf diese Weise ist ebenfalls eine dynamische Untersuchung mit Dorsal- und Plantarflexion durchführbar.

Der Gang der Untersuchung beginnt mit dem longitudinalen Schnitt an der Insertion der Sehne in den Kalkaneus. Der Verlauf wird bis zum muskulotendinösen Übergang verfolgt. Hierbei werden parallele longitudinale Schnitte von medial nach lateral durchgeführt, um so die Achillessehne vollständig zu untersuchen. Der transversale Schnitt wird in gleicher Weise durchgeführt. Die dynamische Untersuchung mit langsamer Dorsal- und Plantarflexion läßt Aussagen über das Gleitverhalten zu.

4.3 Sonoanatomie der Achillessehne

Für die sonographische Darstellung der Sehnen ist von entscheidender Bedeutung, daß der Ultraschall vertikal auf die Sehne trifft, um somit eine optimale artefaktfreie Darstellung der Achillessehne zu erzielen.

Im Transversalschnitt zeigt sich ein echodichtes Band als Korrelat zum Peritendineum, während die Sehne als ein mehr punktförmiges retikuläres Bild erscheint. Im Überblick ergibt die Sehne ein ovaläres Gebilde.

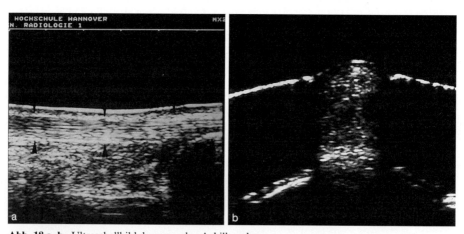

Abb. 18 a, b. Ultraschallbild der gesunden Achillessehne

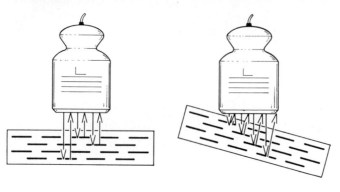

Abb. 19. Perpendikuläres Anschallen der Sehne

Die Sehne ist von einem echodichten, glatt begrenzten Echoband umgeben, das aus einer Reflexion am Peritendineum hervorgeht.

Die histologische Struktur erklärt die Echomorphologie der Sehne. Durch Reflexion an den Grenzflächen zwischen Endotendineum und Kollagenfaserbündeln entsteht das typische sonographische Bild. Als Binnenstruktur finden sich im Längsschnitt parallel verlaufende Echobänder, welche von wenigen Millimetern bis zu einem Zentimeter lang sind (Abb. 18, 19).

4.4 Sonographisches Erscheinungsbild der frischen Achillessehnenruptur

Die Mehrzahl der Rupturen sind klinisch eindeutig diagnostizierbar, jedoch können diagnostische Probleme auftreten. Besonders die Unterscheidung vom „Tennis-leg" sowie die Differenzierung der kompletten Ruptur von der Teilruptur bereiten Schwierigkeiten. Die Sonographie ermöglicht hier eine definitive Diagnosefindung.

4.4.1 Primärdiagnostik

Die sonographischen Zeichen einer Achillessehnenruptur sind folgende:

- Kontinuitätsunterbrechung
- Abgrenzbare Sehnenenden
- Echoarme Flüssigkeitsansammlungen (Rupturbereich) mit Veränderungen der parallelen Binnenechos
- Auflockerung der parallelen streifigen Struktur

Die aufgeführten Aspekte finden sich bei ausreichender Erfahrung regelmäßig, jedoch gibt es eine erhebliche Varianz des sonographischen Erscheinungsbilds einer frischen Achillessehnenruptur. Wesentliche pathomorphologische Aspekte, besonders in Hinblick auf das einzuschlagende Therapiekonzept (konservativ oder operativ?), unterliegen

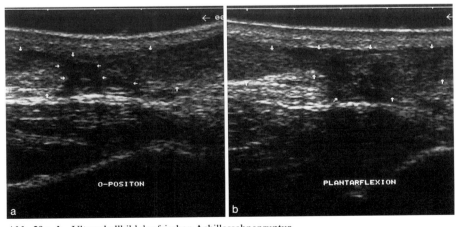

Abb. 20 a, b. Ultraschallbild der frischen Achillessehnenruptur

der besonderen Beachtung. Bei vielen Achillessehnenrupturen findet man keine deutlich sichtbaren Diastasen der Sehnenstümpfe mit Hämatomansammlungen. Zur definitiven Diagnosefindung ist daher eine dynamische Untersuchung unerläßlich.

In Dorsalflexion ist fast regelmäßig eine Dehiszenz der Sehnenstümpfe nachweisbar. Eine wesentliche Information ergibt sich aus der Plantarflexion des Fußes, da eine vollständige Adaptation der Sehnenenden die Möglichkeit einer konservativen Behandlung freistellt. Desweiteren läßt sich in der Plantarflexion auch die Intaktheit des Peritendineums überprüfen, da sich die Sehnenenden in diesem Fall nicht überlappen, sondern ineinander verschieben.

Ein wesentlicher Hinweis auf eine Ruptur, auch bei nicht deutlich sichtbarer Lücke, ist die Auflockerung der feinen, parallelen Binnenechos, welche durch den Verlust der Quervernetzung durch die elastischen Fasern nicht mehr länglich ausgerichtet sind. Abzugrenzen sind hiervon entzündliche Tendopathien mit ödematöser Auflockerung der Struktur. Wesentliche Aussagen über das Vorliegen einer Teilruptur sind durch das parallele longitudinale Abfahren des Rupturbereichs zu gewinnen (Abb. 20).

Ergänzt wird die Untersuchung durch transversale Schnitte im Rupturbereich, die zur Differenzierung einer Teilruptur von einer kompletten Ruptur beitragen. Als Nebenbefund kommt die M.-plantaris-Sehne, falls vorhanden, in beiden Ebenen als echodichtes Band zur Darstellung.

4.5 Physik der Kernspintomographie

Das Prinzip der magnetischen Kernresonanz wurde bereits 1946 von Bloch und Purcell entdeckt, jedoch erst 1974 von Lauterbur in ein bildgebendes Verfahren umgesetzt. Die erste Abbildung eines menschlichen Thorax von Damadian (1977) dauerte noch 4 h und 45 min. Mittlerweile werden die Aufnahmezeiten bei einem Auflösungsvermögen von 1 mm auf wenige Sekunden begrenzt [191].

Atomkerne mit einer ungeraden Zahl an Protonen bzw. Neutronen weisen einen Kernspin auf, womit ein magnetisches Dipolmoment gekoppelt ist. Der mit Abstand am häufigsten vorkommende und signalreichste Kern im menschlichen Körper ist der Wasserstoffkern, welcher daher für die Bildgebung genutzt wird. Wird nun ein Gewebe einem starken Magnetfeld ausgesetzt, so richten sich die magnetischen Dipole der Atomkerne ähnlich Kompaßnadeln aus.

Unter Aufnahme bzw. Abgabe von Energie können Spins von dem einen in einen anderen Zustand wechseln, wobei sie sich nur parallel oder antiparallel zum Magnetfeld stellen. Die parallele Ausrichtung ist energetisch günstiger.

Zur Signalerzeugung muß die im Körper erzeugte Magnetisierung aus der Richtung des äußeren Magnetfelds gedreht werden. Dies erreicht man durch Einstrahlen eines Hochfrequenzpulses. Man spricht von 90°-Pulsen beim Kippen der Magnetisierung in der Ebene senkrecht zur Richtung des Magnetfelds und von 180°-Pulsen bei Umkehr der Magnetisierungsrichtung.

Die einfachste Form der Signalerzeugung ist der freie Induktionsabfall (FID = free induction decay). Durch einen 90°-Puls wird die Magnetisierung in die Ebene senkrecht zur Richtung des Magnetfelds gekippt und rotiert in Phase mit der Hochfrequenz. Nach Abschalten des Hochfrequenzpulses wird die in der Meßspule induzierte Spannung, das Kernresonanzsignal, registriert.

Durch die sog. Spingitterwirkung wird Energie des Kernspins an das Gewebe abgegeben, was das Zurückkehren des Spinsystems in die Ausgangslage zur Folge hat, so daß sich die Magnetisierung M_z langsam in Richtung Hauptmagnetfeld aufbaut. Verbunden damit ist eine Reduzierung der Magnetisierung M_{xy} senkrecht zum Magnetfeld. Die T1-Relaxationszeit ist definiert als die Zeit, welche das Spinsystem benötigt, um 63% seiner Gleichgewichtsmagnetisierung nach einer Anregung durch einen 90°-Puls wieder aufzubauen.

Die T_2-Relaxationszeit gibt den Zeitpunkt an, zu dem noch 37% des Anfangssignals meßbar sind.

Die Relaxationsvorgänge sind auf Wechselvorgänge der Kernspins mit ihrer Umgebung zurückzuführen, wobei die T_1-Zeit mehr auf thermische Wirkungen und die T_2-Zeit auf Unterschiede in den intermolekularen Magnetfeldern reagiert.

Zur Bildrekonstruktion ist es notwendig, das Kernresonanzsignal aus den untersuchten Geweben unterscheidbar zu machen, d. h. die Stärke des Magnetfelds in definierter Weise ortsabhängig zu machen. Hierzu wird eine 2D-Technik angewandt, wobei Schichten in einer Dicke von 2–20 mm in axialer, sagittaler und koronarer Ebene hergestellt werden können. Dem homogenen magnetischen Grundfeld werden zusätzliche ortsveränderliche Magnetfelder, sog. Gradientenfelder, überlagert, welche einen linearen Anstieg der Feldstärke in X-, Y- oder Z-Richtung bewirken.

Die Qualität der Bilddarstellung ergibt sich durch die Möglichkeiten der Abfolge von Hochfrequenz und Gradientpulsen, den sog. Pulssequenzen. Je nach Auswahl der Pulssequenz sowie deren Aufnahmeparameter kann eine unterschiedliche Bewertung der Relaxationsparameter T_1 und T_2 und der Spindichte einen bestimmten Bildkontrast ergeben.

Als Spinechosequenz bezeichnet man eine Pulssequenz, bei der einem 90°-Puls ein 180°-Puls eingestrahlt wird, der die Magnetisierung um die X- bzw. Y-Achse rotiert. Die Spins werden durch diesen Puls nach einer Zeitspanne, entsprechend dem Zeitabstand zwischen dem 90°-Puls und dem 180°-Puls, rephasiert und es entsteht wiederum eine meßbare Magnetisierung, deren Signal Spinecho genannt wird. Der Zeitabstand zwischen dem 90°-Puls und Spinecho wird als Echozeit T_E bezeichnet und ist neben der Repetitionszeit T_R ein einstellbarer Parameter, welcher auf die Abgrenzung und Differenzierung von Geweben entscheidenden Einfluß hat.

Um die Meßzeiten zu verkürzen, bedient man sich heutzutage der Gradientenechosequenz. Das Gradientenecho entsteht nicht durch Rephasierung des 180°-Pulses, sondern durch Umschalten der Gradientenrichtung, was eine starke Dephasierung des Signals bewirkt. Schaltet man nun einen zweiten Gradienten umgekehrter Richtung dazu, so hebt dieser die Wirkung des ersten auf und erzeugt eine Rephasierung der Spins und damit ein Gradientenecho.

Der technische Aufbau eines Magnetresonanztomographen (MRT) setzt sich aus Magnetsystem, Hochfrequenzsender und -empfänger, Computersystem, Stromaggregat und Kühlsystem zusammen, wobei das Magnetsystem eine Grundfeldspule, Shimspule, Gradientenspule und Hochfrequenzspule beinhaltet. In der Praxis werden Magnetfelder mit magnetischen Flußdichten von 0,02–2 Tesla benutzt, welche im Vergleich zum Erdmagnetfeld bis zu 40000mal stärker sind. Der Einbau einer Hochfrequenzabschirmung (Faraday-Käfig) schützt zum einen die Umgebung vor den starken Hochfrequenzimpulsen, zum anderen ein schwaches MR-Signal vor externen Störungen.

Die in der MRT am häufigsten angewandte Technik ist die Spinechomessung, wobei in der Darstellung von periartikulären Weichteilen und Gelenken sich die Gradientenechosequenzen durch erheblich kürzere Meßzeiten und größere Kontrastbreite immer mehr durchsetzen.

In Abhängigkeit vom Wassergehalt ergeben sich für verschiedene Gewebetypen unterschiedliche T_1- und T_2-Relaxationszeiten. Für Spin- und Gradientenechosequenzen gilt, daß in der Wichtung (gewebebetonter Parameter) kurze T_1-Zeiten helle Signale liefern, während in der T_2-Wichtung dagegen lange T_2-Zeiten sich signalreich darstellen.

Fett ist gekennzeichnet durch besonders kurze T_1-Zeiten (weniger als 100 ms) und erscheint daher signalreich, während Wasser mit einer langen T_1-Relaxationszeit (einige 1000 ms) Signalarm zur Darstellung kommt.

Entsprechend werden Gewebe, welche sehr kurze T_2-Relaxationszeiten aufweisen, immer signalarm in der T_2-Wichtung abgebildet, wie z. B. kortikaler Knochen, Ligamente, fibröses Gewebe. Durch die langen Relaxationszeiten von Flüssigkeiten werden liquide Strukturen und wasserreiche Gewebe in der T_2-gewichteten Bildgebung signalintensiv.

Zur Charakterisierung unterschiedlicher Gewebe müssen daher mindestens 2 Wichtungen durchgeführt werden. Die genaue Fragestellung ist für die Auswahl der Untersuchungsparameter von entscheidender Bedeutung. Bei falscher Parameterwahl können eindeutige pathologische Befunde unterdrückt werden.

Das Signalverhalten des Stütz- und Bindegewebes in Abhängigkeit von den verschiedenen Wichtungen der Bildgebung ist in Tabelle 3 wiedergegeben.

Tabelle 3. Signalcharakteristika verschiedener Gewebe

Gewebe	T_1W	T_2W
Fett	++	+
Knochenmark	++	+
Muskelgewebe	+–	+–
Hyaliner Knorpel	+	+
Fibröser Knorpel	–	–
Bänder bzw. Sehnen	–	–
Kortikaler Knochen	–	–
Synovialflüssigkeit	+–	++
Infiltrate bzw. Ödeme	+–	++

(signalreich: ++, signalarm: +–, intermediär: +, signalfrei: –)

4.5.1 Die Darstellung der Achillessehne in der Kernspintomographie

Die Standarddarstellung besteht aus axialen und sagittalen T_1- und T_2-gewichteten Bildern. Die T_1-Bilder sind definiert durch eine Repetitionszeit (TR) von 600–800 ms und einer kurzen Echozeit (20 oder 30 ms). Die T_2-gewichteten Bilder erhält man bei einer langen Repetitionszeit (2000 ms) und einer langen Echozeit (TE von 90 ms). Der Unterschenkel und das Sprunggelenk werden in Neutralstellung in eine Extremitätenspule mit einem Durchmesser von 17 cm positioniert. In der Regel kommt ein 1,5-Tesla-System zur Anwendung. Die Schichtdicke der Schnitte sollte zwischen 3–5 mm betragen. Aufgrund der unterschiedlichen Flüssigkeitsanteile lassen sich Sehnen, Fett, Knochen und Knorpel eindeutig differenzieren. Besonders gut gelingt die aufgrund der anatomischen Beziehung wichtige Diskriminierung von der in T_1- und T_2-Wichtung signalarmen (schwarzen) Achillessehne vom ventral (Karger-Dreieck) liegenden signalreichen Fett.

Der gesamte Verlauf der Achillessehne läßt sich in den sagittalen Schichten am besten darstellen. In den axialen Schichten erscheint die Sehne leicht ovalär abgeflacht, signalarm von signalintensivem (hell) Fett umgeben, welches die Sehnenstruktur dadurch akzentuiert. Die Sehnendicke wird nach Untersuchung von Beltran et al. [18] sowie Quinn et al. [197] bei Untersuchungen an gesunden Probanden mit 5–6 mm angegeben. Das Peritendineum ist nicht abgrenzbar (im Gegensatz zur Peritendinitis). Das normale Bild zeigt keine intratendinealen Signale und läßt somit keine morphologisch-strukturellen Analysen zu, was jedoch beim Auftreten von signalreichen Strukturen auch eine Abgrenzung zu pathologischen Zuständen vereinfacht.

4.5.2 Kernspintomographie der frischen Achillessehnenruptur

Die ersten Untersuchungen zur Validität der Kernspintomographie in bezug auf Achillessehnenrupturen wurden 1986 von Beltran et al. [18] mittels tierexperimentellen Untersuchungen durchgeführt. Die Achillessehnenruptur imponiert durch eine Verdickung der Sehne. Im Bereich der Ruptur ist, unabhängig von den Untersuchungsparametern, eine Zone erhöhter Signaldichte nachweisbar, welche zum einen einer Ansammlung seröser, sanguinöser Flüssigkeit entspricht, zum anderen im Bereich der Sehnenstümpfe als Korrelat einer ödematösen Verquellung anzusehen ist. Aufgrund der genauen Unterscheidung zwischen Rupturbereich und Sehnenstümpfen ist eine genaue Bestimmung einer bestehenden Diastase möglich. Durch Veränderung der Fußposition im Sprunggelenk (Neutralstellung bzw. Plantarflexion) läßt sich eine eventuelle Reposition der Sehnenstümpfe nachweisen. Desweiteren kann die Rupturhöhe im Abstand von der Insertion in den Kalkaneus gemessen werden (Abb. 21).

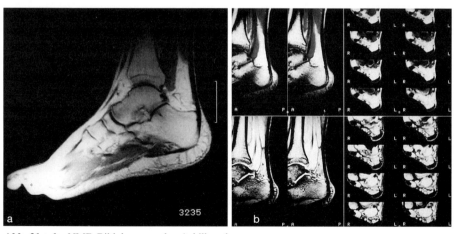

Abb. 21 a, b. NMR-Bild der gesunden Achillessehne

5 Funktionelles Behandlungskonzept der frischen Achillessehnenruptur

5.1.1 Problematik

Wie schon aufgeführt, haben retrospektive Untersuchungen sowie prospektiv randomisierte Studien zur operativen vs. konservativ-immobilisierenden Therapie der frischen subkutanen Achillessehnenruptur klar gezeigt, daß die operative Behandlung hinsichtlich der Rerupturrate mit 2–5% im Mittel günstiger ist als die konservativ-immobilisierende Therapie mit Rerupturraten bis zu 30%. Umgekehrt bestehen nach einer großen Sammelstudie [207] von 2647 Fällen Nachteile der Operation mit einer chirurgischen Komplikationsrate bei Verwendung von resorbierbarem Nahtmaterial und einfacher Nahttechnik in 125 kontrollierten 10-Jahres-Spätergebnissen nur bei 8,6% der Fälle und die Rerupturrate bei 2% lag, wurde seit 1986 ein neues Konzept für eine neue primär-funktionelle Therapie angestrebt [14, 41, 67, 74, 92, 117, 121, 177, 227, 239, 286].

5.1.2 Problemlösung

Unter dem Eindruck der signifikanten Verbesserung der Ergebnisse der Kniebandchirurgie durch eine frühfunktionelle Nachbehandlung, sowie ermutigt durch die sehr guten und guten Resultate der Außenbandrupturstudie mit der primär-funktionellen Therapie der fibularen Bandruptur am OSG mit der MHH-Knöchelschiene [285] und inspiriert von neuen bildgebenden Verfahren wie Sonographie und NMR, wurde von Januar 1987 bis Mai 1989 eine prospektiv-randomosierte Studie zur operativen vs. konservativ-funktionellen Therapie durchgeführt. Voraussetzung hierfür war die Entwicklung eines Spezialschuhs, der zum einen eine funktionelle Nach- bzw. Primärbehandlung erlaubte, zum anderen die Option einer problemlosen intermittierenden Befundkontrolle mittels Ultraschallsonographie ermöglichte.

5.1.3 Ziel und Fragestellung der klinischen Studie

An einem Kollektiv von 50 Patienten (25 operativ-funktionell/25 konservativ-funktionell) sollte mit Hilfe der Sonographie und der NMR-Bildgebung folgendes nachgewiesen werden:

- Wie groß ist die Diastase zwischen den rupturierten Sehnenenden in Neutral-0-Stellung des Fußes?
- Wie groß ist die Adaptation der rupturierten Sehnenenden in 20°-Spitzfußstellung?
- Wie groß darf die verbleibende Diastase in Spitzfußstellung sein, um eine primär-funktionelle Behandlung erfolgreich durchführen zu können?

– Welche Unterschiede können im Vergleich zwischen primär-funktioneller und operativ-funktioneller Behandlung im Hinblick auf Heilverlauf, Komplikationen und funktionelle Ergebnisse erhoben werden?
– Ermöglicht das funktionelle Behandlungskonzept eine Verkürzung der Rehabilitationsperiode mit frühzeitiger Reintegration ins Berufsleben und in sportliche Aktivitäten?

Die initiale Hauptfrage war also nicht die, ob eine primär-funktionelle Behandlung überhaupt möglich ist, sondern die Differenzierung, welche Fälle aufgrund einer möglichen verbleibenden Diastase in Spitzfußstellung des Fußes nach wie vor besser einer Operation zugeführt werden sollten.

5.2 Material und Methode

5.2.1 Studienprotokoll

Studienkonzept

Vergleichbare Rupturen (mittleres Drittel) in vergleichbaren Altersklassen (bis 50 Jahre) sollten mit 2 verschiedenen Behandlungsmethoden (25 operativ-funktionell/25 konservativ-funktionell) an insgesamt 50 Probanden prospektiv-randomisiert untersucht werden.

Studienausschluß

Lokale Bedingungen wie eine offene, veraltete Ruptur (älter als 1 Woche), Teilrupturen, das sog. „Tennis-leg" oder lokale Hautprobleme sowie allgemeine Kontraindikationen zur operativen (z. B. Kortikoidtherapie, Immunsuppressiva) oder primär-funktionellen Behandlung (z. B. Alkohol- oder Heroinabusus) führten zum Studienausschluß.

Randomisierung

Durch Kennzeichnung der Dokumentationsbögen mit A (operativ-funktionell) und B (konsevativ-funktionell) wurde fortlaufend zwischen A und B alterniert.

Dokumentation

Sämtliche anamnestische, klinisch-subjektive und -objektive sowie radiologische Daten der Erstuntersuchung, Sonographie- und NMR-Befunde im Verlauf, Operationsdokumentation, Nachbehandlungsprogramm und Nachuntersuchungsergebnisse wurden anonym verschlüsselt dokumentiert. Die statistische Analyse erfolgte mittels t-Test für unverbundene Stichproben mittels PC im Statistikprogramm SPSS/PC+. Das Signifikanzniveau wurde bei $p=0,05$ festgelegt.

Sonographie

Die Ultraschallsonographie wurde bei der Erstuntersuchung und nach 2, 4, 6, 12 und 24 Wochen sowie nach 1 und 2 Jahren von höchstens 2 Untersuchern durchgeführt und schriftlich festgehalten.
  Folgende Parameter wurden hierbei untersucht:
– Nachweis einer kompletten oder inkompletten Ruptur
– Beurteilung der Sehnenstruktur

- Bestimmung der quantitativen Diastase in der dynamischen Untersuchung bei Dorsal- und Plantarflexion
- Differenzierte Beurteilung des Heilverlaufs in Hinblick auf Regeneratbildung (Sehnendicke) und Strukturierung der heilenden Achillessehne

Dynamische Sonographie

Zur exakten und reproduzierbaren quantitativen Messung der Sehnendiastase in 0-Position und 20°-Spitzfußstellung wurde eigens eine metallfreie, die Achillessehne aussparende Haltevorrichtung entwickelt, die eine standardisierte Fußeinstellung (0°-Position/ 20°-Plantarflexion) erlaubt. Die Diastase wurde als Distanz der Hauptanteile der Sehnenstümpfe definiert und sonographisch gemessen.

Kernspintomographie

Die NMR-Dokumentation (Magnetotron, 1,5 Tesla, Fa. Siemens, Erlangen) erfolgte im Rahmen der Erstuntersuchung als sagittale und axiale Darstellung mit T_1- und T_1-gewichteten Bildern, wobei jede Untersuchung sowohl in Neutralstellung als auch in 20°-Plantarflexion im erwähnten Haltegerät durchgeführt wurde. Nachuntersuchungen erfolgten nach 8 Wochen sowie zwischen ½ und 1 Jahr.

5.2.2 Funktionelles Konzept durch Spezialschuh

Dieser Schuh entspricht dem Grundkonzept eines Hochschaftschuhs vergleichbar mit einem Boxerstiefel. Nach anfänglicher Umarbeitung eines Boxerstiefels konnte innerhalb eines Jahres in Zusammenarbeit mit der Fa. Adidas ein serienmäßiges Produkt (Variostabil) erstellt werden (Abb. 22). Die Charakteristika dieses Spezialschuhs sind:

- Eine formstabile ventrale Außenlasche sowie 4 anpassungsfähige Seitenstäbe garantieren eine wirkungsvolle Führungssicherheit im Übergang vom Rückfuß und Unterschenkel und verhindern so eine Dorsalflexion. Aufgrund der Seiten- und Rückwandverstärkung sind Torsionsbewegungen weitestgehend ausgeschlossen. Sowohl die Außenlasche als auch die Seitenstäbe sind aus thermoplastischem Kunststoffmaterial, so daß gerade für die Außenlasche bei Variationen des Spannbereichs durch Erwärmen eine individuelle Formanpassung möglich ist.
- Die Außenlasche ist abnehmbar, so daß ein bequemer störungsfreier Ausstieg aus dem Schuh zur Körperpflege und zu Kontrolluntersuchungen jederzeit möglich ist (Fuß in Plantarflexion!).
- Durch eine geschichtete Absatzerhöhung sowie durch Wechsel der Innenkeile ergibt sich eine schnelle Möglichkeit zur Regulierung des Spitzfußwinkels beidseits. In der konservativ-funktionellen Behandlung wird mit einer Absatzerhöhung von 3 cm, in der operativ-funktionellen Behandlung mit 2 cm begonnen. Nach 6 Wochen wird sukzessive jeweils 1 cm bei beiden Behandlungsmodalitäten reduziert.
- Auswechselbare Fußbettsohlen können durch individuelle Einlagen ersetzt werden.
- Das perforierte Vorderblatt unterstützt zusätzlich den guten Klimahaushalt im Schuh.
- Die Wadenschnürung ermöglicht eine proportionsgerechte Anpassung des Schafts.

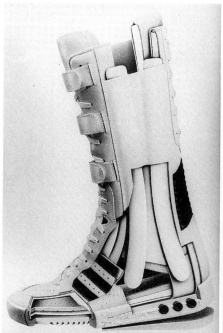 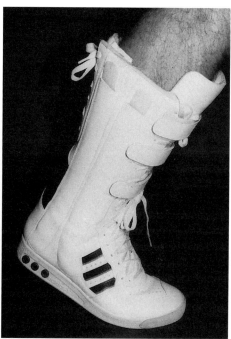

Abb. 22. Spezialschuh Variostabil

- Gestanzte Schnürlöcher gewährleisten sicheren Schnürhalt, die zusätzlichen Klettbänder erlauben variable Verschlußtechnik.
- Die Bodenverarbeitung garantiert eine flexible Abwicklung im Bereich der Vorfußachse und ist für Dämpfungsabstufungen ausgerichtet.

Ein Hygienebeutel wird in der Nachtphase über den Schuh gestreift.

5.2.3 Nachbehandlung

Nach Anlegen des Spezialschuhs (3–5 Tage nach Trauma, bzw. 8–10 Tage nach Operation) darf der Patient sofort voll belasten und setzt seine initial begonnenen isometrischen Übungen fort. Der Patient trägt den Schuh für 6 Wochen (postoperativ/nach Trauma) Tag und Nacht am verletzten Bein, danach für 2 Wochen nur tagsüber.

Nach 3 Wochen kann der Patient auf einem Fahrrad bzw. Ergometer mit geringem Kraftaufwand trainieren (Abb. 23). Ab der 4. Woche beginnt im Spezialschuh eine krankengymnastische Übungsbehandlung mit dosiertem Krafttraining (isometrische Übungen, isokinetisches Fahrrad), PNF (propriozeptive neuromuskuläre Faszilation) und Koordinationsübungen sowie Elektro- und Kryotherapie.

Ab der 6. Woche wird mit dem „Leg-press-Training" begonnen. In diesem speziellen krankengymnastischen Nachbehandlungsprogramm wird außerdem in der operativen Gruppe zusätzlich eine manuelle Therapie zur Verbesserung des Gleitverhaltens im Narbenbereich durchgeführt.

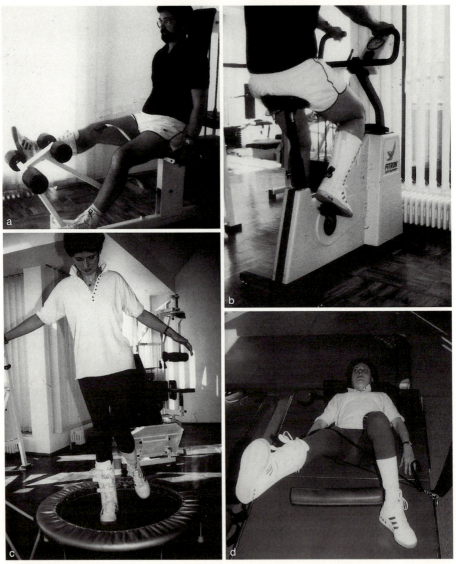

Abb. 23 a–d. Nachbehandlungsprogramm: **a** Leg-press, **b** isokinetisches Fahrrad, **c** Koordinationsübungen, **d** PNF

Die Behandlung im Schuh ist nach insgesamt 8 Wochen bei ausreichender sonographisch evaluierter Sehnenheilung abgeschlossen. Zur Vorbereitung auf sportliche Aktivitäten wird das zwischenzeitlich eingeleitete Training zur Kräftigung der Wadenmuskulatur forciert, desweiteren die koordinativen Übungen intensiviert (isometrische und isokinetische Übungen, uneingeschränktes Fahrradfahren, Schwimmen, Laufband ohne Steigung, Einbeinstehen auf der Weichkernmatte etc.).

Ab der 10. bis 12. Woche kann mit einem Lauftraining auf ebenem Gelände begonnen werden, welches unter Koordinationstraining zu Kurvenlauf und Steigerungsläufen gesteigert wird. Die Sportfähigkeit ist in Abhängigkeit vom muskulären Status in der Regel zwischen der 13. und 16. Woche wiederhergestellt. Eine Ferseneinlage von 1 cm für insgesamt 1/2 Jahr nach Trauma wird empfohlen.

5.2.4 Nachuntersuchung

Neben der klinischen Untersuchung, der dynamischen Sonographie- und NMR-Dokumentation werden nach 3, 6, 12 und 24 Monaten zusätzliche dynamische Kraftmessungen für die Plantar- und Dorsiflexion im Rechts- bzw. Linksvergleich durchgeführt.

5.3 Analyse und Ergebnisse der prospektiv-randomisierten Studie

5.3.1 Demographische Daten

Von insgesamt 50 Patienten, die seit 1/1987 bis 5/1989 in die beschriebene prospektiv-randomisierte Studie aufgenommen wurden, wurden aufgrund der Randomisierung 28 der konservativ-funktionellen und 22 der operativ-funktionellen Behandlung zugeführt.

Das Durchschnittsalter der 50 Patienten (39 Männer/11 Frauen) betrug zur Zeit der Achillessehnenruptur und Behandlung 36,5 Jahre. In der operativ-funktionellen Gruppe war das Durchschnittsalter 37 Jahre (23–55 Jahre). In der primär-funktionellen Gruppe war das Durchschnittsalter 36 Jahre (24–56 Jahre). Das rechte Bein war in 23, das linke in 27 Fällen betroffen. Anamnestisch gaben 45 von 50 Patienten den typischen „Peitschenknall" an, nur 5 verneinten jeglichen Schmerz. In allen Fällen bestand ein indirektes Trauma, welches sich in 46 von 50 Fällen beim Sport ereignete; 36 von 50 Patienten waren initial gehunfähig, 14 hinkend gehfähig; 49 von 50 Patienten konnten den Zehenstand auf der verletzten Seite nicht durchführen.

Klinisch-objektiv war der Thompson-Test in 49 von 50 Fällen positiv, die Sehnenlücke in 47 Fällen eindeutig tastbar (im Mittel 3 Querfinger oberhalb des Achillessehnenansatzes).

5.3.2 Sonographische Untersuchungstechnik und Erstbefunde in der dynamischen Untersuchung

Die Untersuchung wurde mit einem Ultraschallgerät (Fa. Picker, LC 9500) mit 7,5-MHz-Linearschallkopf durchgeführt. Um eine optimale Ankopplung zu erzielen wurden wahlweise Weich-PVC- oder Silikonkissen als Wasservorlaufstrecke von 1–2 cm Dicke verwendet.

Zur Untersuchung liegen die Patienten in Bauchlage (Abb. 24), wobei der distale Unterschenkel die Untersuchungsliege überragt, um eine dynamische Untersuchung durchführen zu können. Die Sehne wird bei Flexion des Fußes in ihrer Längsrichtung dargestellt, wobei darauf zu achten ist, daß das Schallfeld exakt senkrecht zur Längsrichtung der Sehne ausgerichtet ist. Ergänzend werden Querschnitte der Sehne angefertigt. Im Querschnitt wird der Durchmesser der Sehne in 2 senkrecht zueinanderliegenden Ebenen bestimmt.

Danach wird das speziell entwickelten Haltegerät angelegt und die Untersuchung in Neutralposition sowie in 20°-Plantarflexion durchgeführt, wobei eine Diastase sonogra-

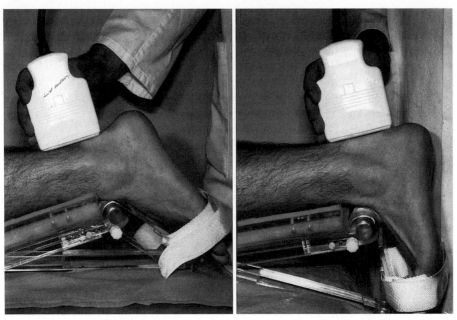

Abb. 24 a, b. Standardisierte Evaluation der Diastase in 0°- (**a**) und 20°-Plantarflexion (**b**)

phisch bestimmt wird. Bei der Erstuntersuchung kann somit die Dehiszenz in beiden Stellungen „standardisiert" ermittelt werden.

Bei Verlaufskontrollen kann mit der dynamischen Untersuchung ab der 4. Woche bei ausreichender Regeneratbildung das Gleitverhalten der Sehne kontrolliert werden. Immer wird die kontralaterale Seite zum Vergleich mit herangezogen.

Bei der Erstuntersuchung werden Dehiszenz (in Neutral-0-Stellung und 20°-Plantarflexion), Lokalisation der Rupturstelle gemessen von der Insertion der Sehne in den Kalkaneus, maximale Dicke der verletzten und der gesunden Sehne, sowie Veränderungen der Sehnenstruktur protokolliert.

Bei der Verlaufskontrolle werden Hämatombildung, periphere sowie zentrale Dehiszenz, maximale Sehnendicke, Sehnendicke im Rupturbereich sowie die Veränderungen der Sehnenstruktur untersucht.

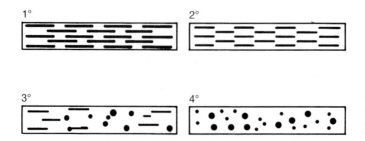

Abb. 25. Schemazeichnung der sonomorphologischen Klassifikation

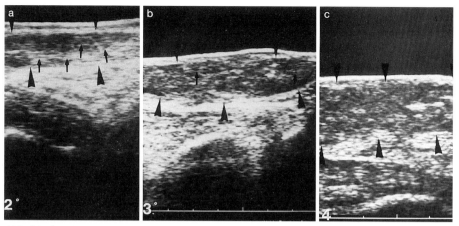

Abb. 26 a–c. Sonomorphologische Klassifikation der Achillessehne: *1°* normale Sehnen; *2°* dünne, kürzere weiter auseinanderliegende Binnenechos (**a**); *3°* vereinzelte parallele Binnenechos (**b**); *4°* punktförmige Echostruktur (**c**)

Im Rahmen dieser Studie sowie anhand über 1600 durchgeführten Sonographien wurde eine Klassifikation erarbeitet, welche 4 Grade der Sehnenstruktur vorsieht (Abb. 25, 26):
1° dicke, helle, lange parallele Binnenechos, dicht aneinanderliegend (normale Struktur)
2° dünnere, kürzere, weiter auseinanderliegende Binnenechos
3° einzelne parallele, gering gerichtete Binnenechos
4° keine gerichteten, mehr punktförmige Binnenechos (Salz und Pfeffer)

5.3.3 Ergebnisse der sonographischen Untersuchung

Der sonographische Erstbefund bestätigte in allen 50 Fällen die komplette Achillessehnenruptur, wobei die sonographischen Erstbefunde bei 50 Patienten mit frischer, kompletter, subkutaner Achillessehnenruptur sich im einzelnen wie folgt darstellten:

Diastase
Bei der dynamischen Erstuntersuchung (Abb. 27) kam es in der Neutralposition bei keinem Patienten zu einer vollständigen Adaptation der Sehnenstümpfe; 11 Patienten hatten eine Diastase bis 5 mm (5 operativ-, 6 primär-funktionell), 23 Patienten eine Dehiszenz von 6–10 mm (9 operativ-, 14 primär-funktionell), 16 Patienten eine Diastase von mehr als 10 mm (jeweils 8 Patienten pro Gruppe).
Im Gegensatz dazu hatten 37 Patienten eine komplette Adaptation der Sehnenenden in 20°-Plantarflexion (15 operativ-, 22 primär-funktionell), 8 Patienten eine Diastase von 1–5 mm (jeweils 4 Patienten) und nur 5 Patienten eine Dehiszenz von über 5 mm (3 operativ-, 2 primär-funktionell).

Lokalisation
Am häufigsten trat die Ruptur zwischen 2 und 6 cm proximal der Insertion am Kalkaneus auf (40/50); 2 Patienten hatten eine Ruptur bis 2 cm oberhalb des Kalkaneus; 13

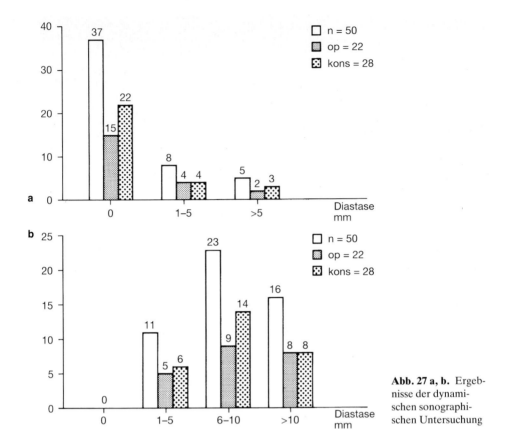

Abb. 27 a, b. Ergebnisse der dynamischen sonographischen Untersuchung

einen Riß von 2–4 cm, 27 Patienten eine Ruptur von 4–6 cm und 8 Rupturen traten zwischen 6 und 8 cm auf. Die Rupturlokalisation war in beiden Gruppen vergleichbar verteilt.

Sehnendicke
Die maximale Sehnendicke der verletzten Seite betrug 6–14 mm ($n=50$), die der gesunden Seite zwischen 5 und 10 mm ($n = 49$), in 1 Fall betrug die Sehnendicke 14 mm der jetzt „gesunden" Vergleichsseite nach erlittener Sehnenruptur als Ausheilzustand. Als Folge der Ruptur waren die Sehnenstümpfe verdickt, wobei der Mittelwert mit 8,6 mm signifikant größer war als die gesunde Vergleichsseite ($\bar{n}=6{,}1$ mm).

Strukturveränderungen
Bei 44 von 50 Untersuchten ergaben sich Strukturveränderungen von 3° und 4°, d. h. ungeordnete echoreiche und echoarme Binnenechos ohne parallele Strukturbildung. Bei nur 6 Verletzten konnte eine Strukturveränderung von 2° mit homogener, teilweise „gespreizten" kurzen parallelen Binnenechos nachgewiesen werden. Auffallend war, daß bei diesen Patienten nur eine geringe Diastase in Neutralstellung bestand.

5.3.4 Evaluation des Heilverlaufs durch sonographisches Monitoring

Alle 50 Patienten wurden entsprechend dem aufgeführten Studienprotokoll engmaschig sonographisch kontrolliert:

2 Wochen

Nach 2 Wochen (Abb. 28) konnte in der konservativ behandelten Gruppe ($n=28$) bei 8 Patienten noch eine geringe periphere Dehiszenz von 2–4 mm bei der sonographischen Untersuchung festgestellt werden, welche in 5 Fällen ventralseitig lokalisiert war, wobei sich immer ein noch nicht resorbiertes Hämatom fand. Ein Verletzter mit einem massiven Hämatom zeigte nach 2 Wochen eine zentrale Dehiszenz von 5 mm in Neutral-0-Stellung, wobei jedoch im peripheren Bereich die Kontinuität wiederhergestellt war. Die Kontinuität der Sehne war bis auf 1 Fall wiederhergestellt. Bei diesem Patienten (primär-funktionell) bestand zu diesem Zeitpunkt eine persistierende Diastase von 10 mm, was dem Erstbefund in der Plantarflexion entsprach. Bei 19 Patienten konnte noch ein Hämatom nachgewiesen werden (12 konservativ/7 operativ). Die Kontrolle der operativ versorgten Patienten zeigte in allen Fällen eine Wiederherstellung der Kontinuität, wobei bei 3 Patienten dorsalseitig eine geringe periphere Dehiszenz bis zu 3 mm gefunden wurde. In allen operierten Fällen konnte das Nahtmaterial und damit die suffiziente Naht der Ruptur verifiziert werden. Die maximale Sehnendicke konnte zu diesem Zeitpunkt distal und proximal des Rupturbereichs gemessen werden und nahm sowohl bei den operativ-funktionell ($n=22$) als auch bei den konservativ-funktionell ($n=8$) behandelten nur gering zu im Vergleich zu den Erstbefunden. Zwischen beiden Therapieregimen bestanden für diesen Parameter keine signifikanten Unterschiede ($\bar{n}=10,8$ mm operativ/ $\bar{n}=10,65$ mm konservativ). Während im Rupturbereich bei den nicht operierten die Sehnenstärke zwischen 7 und 18 mm variierte, zeigten die durch Naht adaptierten Sehnen eine Dicke zwischen 8 und 20 mm, wobei für die Mittelwerte bei den operativ behandelten Sehnen eine signifikant größere Sehnendicke, im Vergleich mit den nicht operierten Sehnen, gemessen wurde ($p=0,012$; t-Test).

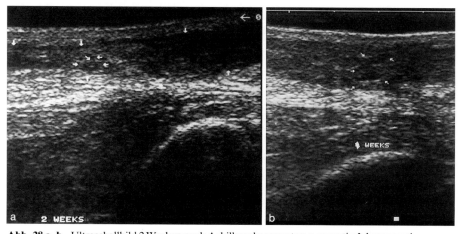

Abb. 28 a, b. Ultraschallbild 2 Wochen nach Achillessehnenruptur. **a** operativ, **b** konservativ

4 Wochen

Nach 4 Wochen (Abb. 29) konnte bei 18 Patienten (11 konservativ/7 operativ) ein Hämatom nachgewiesen werden, welches häufiger ventralseitig zu finden war (12mal). Eine Zunahme der Sehnendicke konnte bis auf Einzelfälle ($n=6$) weder in der konservativ- noch in der operativ-funktionell behandelten Gruppe gefunden werden. Dies gilt ebenso für die maximale Sehnendicke, während die Sehnenstärke im Rupturbereich sich bis auf 1 Fall (operativ) nicht änderte. Die statistische Analyse ergab keine Signifikanz für die maximale Sehnenstärke, während die Sehnendicke im Rupturbereich bei den operierten Sehnen signifikant (p=0,01 / t-Test) größer war. Bei allen Patienten war die ehemalige Rupturstelle sonographisch gut auszumachen, wobei im Rupturbereich bei den primär-funktionell behandelten Patienten vermehrt echoreiche Strukturen als Zeichen beginnender Regeneratbildung zu finden waren. Insgesamt fanden sich sowohl bei den operierten als auch bei den konservativ behandelten Rupturen inhomogene Sehnenstrukturen (3 und 4°), wobei neben echoreichen auch echoarme Strukturen (Nekrosen?) im Rupturbereich gefunden wurden. Die Veränderungen der Sehnenstruktur zeigten bei den konservativ behandelten eine Verbesserung in 2 Fällen (4 nach 3°), dem gegenüber bestand in einem Fall eine Verschlechterung (3 nach 4°). Bei den operierten wurde nur in 1 Fall eine Verbesserung (4 nach 3°) nachgewiesen.

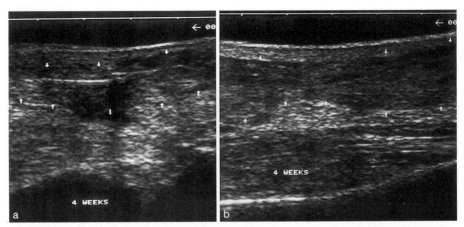

Abb. 29 a, b. Ultraschallbild 4 Wochen nach Achillessehnenruptur. **a** operativ, **b** konservativ

6 und 8 Wochen

In beiden Gruppen zeigte sich eine deutliche Tendenz zur Verdickung der Sehne, sowohl im Rupturbereich als auch bei der Analyse der maximalen Sehnenstärke, wobei beide Werte sich fast vollständig annäherten. Die statistische Auswertung konnte keine Signifikanzen mehr aufzeigen. In keinem Fall konnte noch ein Hämatom nachgewiesen werden. Das sonographische Bild zeigt nunmehr ein zunehmendes „Verwischen" der Sehnenstümpfe, so daß in einigen Fällen der Rupturbereich nur noch undeutlich auszumachen ist. Die Untersuchung der Strukturveränderungen ergab bei beiden Gruppen in Einzelfällen eine Homogenisierung mit Strukturverbesserung und das auch nur bei bis dahin stark veränderter Sehne (4°). Das sonographische Bild (Abb. 30) zeigt eine punkt-

5.3 Analyse und Ergebnisse der prospektiv-randomisierten Studie

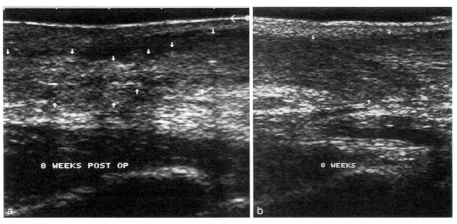

Abb. 30 a, b. Ultraschallbild 8 Wochen nach Achillessehnenruptur. **a** operativ, **b** konservativ

förmige Ausrichtung kleiner Binnenechos. Bei konservativ behandelten Patienten mit Diastase fand sich im Rupturbereich echodichtes Gewebe (Narbe) ohne fibrilläre Strukturen. Die dynamische Untersuchung mit Plantarflexion aus der Neutralstellung unter sonographischer Kontrolle zeigte bei 22 primär-funktionell behandelten Patienten ein freies Gleiten der Sehne, während bei 6 Patienten im ehemaligen Rupturbereich ventralseitig Adhäsionen geringen Ausmaßes bestanden. Demgegenüber zeigten sich bei 17 operierten Patienten dorsalseitige Adhäsionen, wobei bei 4 Patienten die Subkutis mitbetroffen war. Nur 1 Patient hatte eine ventralseitige Adhäsion. Bei allen Patienten zeigte sich eine Verdickung des Peritendineums, welches als echoreiches Band imponierte.

12 Wochen
Zum Zeitpunkt dieser Untersuchung fand sich eine maximale Zunahme der Sehndicke für den ehemaligen Ruptur- bzw. Nahtbereich.

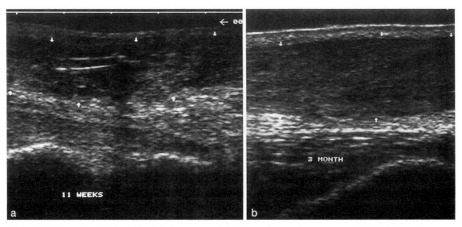

Abb. 31 a, b. Ultraschallbild 12 Wochen nach Achillessehnenruptur. **a** operativ, **b** konservativ

Die maximale Sehnenstärke, welche nunmehr im Rupturbereich gemessen wurde, betrug in beiden Gruppen zwischen 12 und 25 mm (Mittelwert operativ=15 mm/konservativ=14,8 mm). Die Sehnenheilung mit „muffenartiger" Proliferation vom Peritendineum ausgehend, konnte sonographisch bestätigt werden (Abb. 31).

Die Sehnenheilung mit zunehmender Regeneratbildung führte somit zu einer deutlichen Verdickung, die unabhängig von Therapieverfahren war. Die statistische Auswertung erbrachte keine Signifikanzen zwischen beiden Behandlungsformen.

Die Sehnenstruktur zeigte eine zunehmende Homogenisierung im Rupturbereich mit punktförmigen echoreichen und echoarmen Reflexen. Obwohl die Sehne nur mit resorbierbarem Material genäht wurde, ließ sich die Naht bei allen operierten Patienten noch problemlos nachweisen.

24 Wochen
Bei den Kontrolluntersuchungen nach 24 Wochen konnte in bezug auf die Sehnenstärke nur eine minimale Zunahme registriert werden (Mittelwert operativ=16 mm/konservativ=15,8 mm).

Das Regenerat erreicht nunmehr eine maximale Sehnenstärke, die unabhängig vom Therapieregime auftritt.

Im sonographischen Bild (Abb. 32) lassen sich die ehemaligen Sehnenstümpfe aufgrund der Umbauprozesse im Rupturbereich nur noch in Einzelfällen andeutungsweise auffinden. Die Struktur mit dem oben beschriebenen Echomuster zeigt fast keine Abweichungen mehr gegenüber den 12-Wochen-Kontrollen.

Die dynamische Untersuchung zeigt aufgrund der gezielten manuellen Therapie und der funktionellen Beanspruchung nur noch in 2 Fällen nach operativer Behandlung eine Adhäsion dorsalseitig. Bei 4 Patienten ist das Nahtmaterial immer noch nachzuweisen.

Ein und 2 Jahre
Im sonographischen Bild (Abb. 33) findet sich in beiden Gruppen eine Verringerung der Sehnenstärke auf einen Mittelwert von 13 mm, wobei die Sehne in ihren Umbaupro-

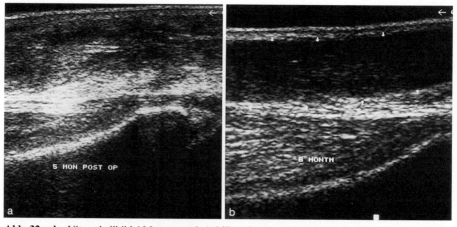

Abb. 32 a, b. Ultraschallbild 6 Monate nach Achillessehnenruptur. **a** operativ, **b** konservativ

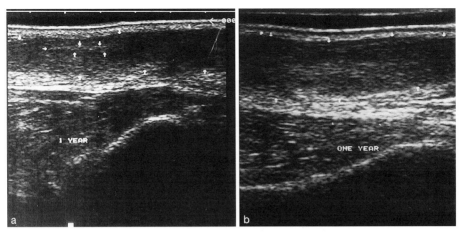

Abb. 33 a, b. Ultraschallbild 1 Jahr nach Achillessehnenruptur. **a** operativ, **b** konservativ

zessen somit ein „steady state" erreicht hat. Jedoch bedeutet dies, daß die Sehne mehr als doppelt so dick im Vergleich zur Gegenseite bleibt. Andeutungen auf die ehemaligen Sehnenstümpfe lassen sich nicht mehr nachweisen; ebenso findet sich kein Anhalt mehr für nicht resorbiertes Nahtmaterial.

5.3.5 Diskussion

Aufgrund ihrer oberflächlichen Lage eignet sich die Achillessehne besonders gut zur sonographischen Untersuchung. Die Ultraschallsonographie erbringt richtig angewendet und interpretiert eine definitive Diagnosesicherung sowie eine genaue Lokalisierung der Rupturstelle und Analyse von bestehenden Dehiszenzen und der primären Veränderungen der Sehnenstruktur (Abb. 34).

Die bislang veröffentlichten Untersuchungen [24, 39, 64, 77, 150, 160] hatten nur eine deskriptive, quantitative Analyse erbracht.

Fornage [77] untersuchte sonographisch 5 Patienten mit Achillessehnenrupturen zwischen 2–30 Tage nach dem Trauma, weitere 7 Patienten 4 Monate bis 11 Jahre nach operativer Behandlung.

Mayer et al. [160] konnten bei 16 Patienten mit dem Verdacht einer Ruptur eine definitive Diagnose einer Achillessehnenruptur in 10 Fällen erbringen. Campani et al. [39] berichten über 11 frische Achillessehnenrupturen. In den aufgeführten Untersuchungen werden Lokalisation, Diastase, Hämatombildung und Echostruktur beschrieben.

Demgegenüber wurde im Rahmen dieser prospektiv-randomisierten Studie durch eine neu entwickelte funktionelle Behandlung die Voraussetzung dafür geschaffen, erstmals eine differenzierte sonographische Überprüfung zum Heilverlauf der Achillessehnenruptur durchzuführen.

Die Phänomene bei frischer Achillessehnenruptur mit primärer Strukturveränderung, das dynamische Verhalten und der gesamte Heilverlauf mit Änderung der Sehnenstruktur konnte so erstmals charakterisiert und klassifiziert werden.

In dieser Studie wurde erstmals die dynamische sonographische Untersuchung eingeführt, um das Verhalten der Sehnenstümpfe in der Neutralposition und Plantarflexion zu

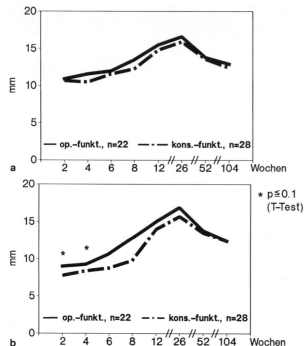

Abb. 34 a, b. Ergebnisse der Mittelwerte der sonographischen Sehnendicke. **a** maximale Sehnendicke, **b** maximale Sehnendicke im Rupturbereich

analysieren, um somit differenzierte richtungsweisende Aussagen für einzuschlagende Therapiekonzepte aufzuzeigen.

Im Rahmen dieser Studie fand sich bei 2/3 der Fälle die rupturierten Sehnenstümpfe in der Plantarflexion eine vollständige Adaptation, während sich in der Neutral-0-Position teilweise erhebliche Diastasen fanden.

Als Ergebnis des Heilvorgangs findet sich nach ½ Jahr eine massive, narbig verdickte Sehne, welche sich auch im weiteren Verlauf nicht wesentlich zurückbildet (Untersuchungen von Patienten mit entsprechend deutlichen Verdickungen bis zu 10 Jahren nach operativer Versorgung konnte das bestätigen).

Somit konnten erstmals die vorhergend aufgeführten tierexperimentellen Untersuchungen, wonach eine erhebliche Regeneratbildung nach etwa 5 Wochen auftritt und das Remodelling der Sehne etwa nach 5 Monaten abgeschlossen ist, am Menschen objektiv nachvollzogen werden [254].

Im wesentlichen kommt es zu einem ungeordneten Verlust der parallelen Faserstruktur, welche als sonographisches Korrelat in ungeordneten, punktförmigen Binnenechos ihren Ausdruck finden, wobei der Heilvorgang nur zu einer geringen Wiederherstellung paralleler Strukturen führt.

Der Interpretation eines fokalem Ödems in der Sehne, welches innerhalb 1 Jahres resorbiert wird, können wir anhand unserer Untersuchungen nicht folgen [24]. Die Analyse der Strukturveränderungen im Heilverlauf ergab nur geringe Umbildungen.

Bei allen Parametern, bis auf die Bestimmung der Sehnendicke im Rupturbereich nach 2 und 4 Wochen, konnten wir keine statistisch signifikanten Differenzen zwischen beiden

Therapieregimen ausmachen. Desweiteren bestanden keine Signifikanzen im Hinblick auf Geschlecht und Alter.

5.3.6 Initialbefunde in der Kernspintomographie

Im Rahmen der Studie wurde bei 33 Patienten die dynamische NMR-Untersuchung (Abb. 35) in Neutralposition und 20°-Plantarflexion im Haltegerät durchgeführt; 21 Patienten wurden entsprechend der Randomisierung konservativ-funktionell behandelt, 12 operativ-funktionell. Bei allen Patienten konnte auch in der Kernspintomographie eine komplette Ruptur der Achillessehne nachgewiesen werden.

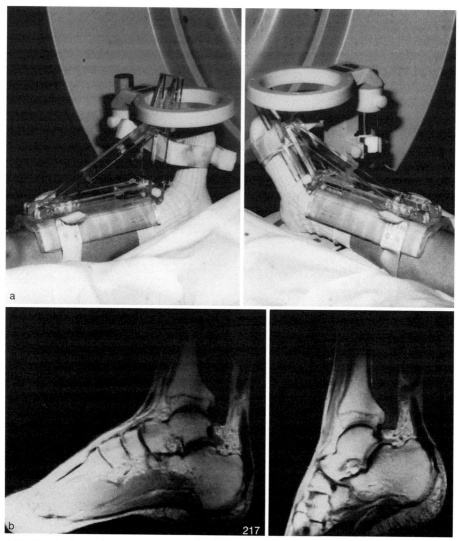

Abb. 35 a, b. Dynamische Untersuchung der Achillessehnenruptur im NMR

In Neutralstellung fand sich sowohl in der operativen als auch in der konservativen Gruppe kein Patient, welcher eine komplette Adaptation der Sehnenstümpfe aufwies. Eine Diastase bis 5 mm zeigten in der konservativen Gruppe 3 Patienten, im Vergleich zu ebenfalls 3 Patienten in der operativen Gruppe. Eine Dehiszenz von 6–10 mm konnte in der konservativen Gruppe bei 13 und in der operierten Gruppe bei 6 Patienten festgestellt werden. Eine Diastase von mehr als 10 mm fand sich bei 5 konservativ behandelten und bei 3 operierten Patienten.

Im Gegensatz dazu konnte in der 20°-Plantarflexion bei 20 Patienten (konservativ 15, operiert 5) eine komplette Adaptation gefunden werden. Als indirektes Zeichen eines intakten Peritendineums wurde bei 15 Patienten eine Wellung und Stauchung der Sehnenstümpfe gesehen.

Bei 4 Patienten fand sich eine Dehiszenz bis 5 mm (konservativ = 3, operiert = 3) und 4 Patienten hatten eine Diastase von 6–10 mm (konservativ = 3, operiert = 3). Bei nur 1 Patienten (operativ) konnte eine Diastase von mehr als 10 mm festgestellt werden.

5.3.7 Evaluation des Heilverlaufs durch NMR

Die Kontrolluntersuchungen des Heilverlaufs wurden in 3 Abschnitte unterteilt. Die erste Nachuntersuchung erfolgte nach 2 Monaten, wobei alle 33 Patienten der initialen Untersuchung erneut eine NMR erhielten (konservativ = 21, operativ = 12). Zu diesem Zeitpunkt fanden sich 2 verschiedene morphologische Erscheinungsbilder, wobei sich zum einen der Rupturbereich schon homogen signalarm darstellte, zum anderen konnte im ehemaligen Rupturbereich eine signalreiche Zone intratendineal ausgemacht werden. Innheralb der konservativen Gruppe fanden sich schon bei 8 Patienten eine signalarme Homogenisierung des Rupturbereichs, während bei 13 Patienten noch ein deutliches, dem Rupturbereich entsprechendes, intratendineales Signal sichtbar war.

Einheitlich zeigten alle Sehnen unabhängig der entsprechenden Therapieform eine sichtbare Verdickung, die im Mittel 13 mm betrug. Ein Unterschied in der Sehnendicke konnte zwischen beiden Behandlungsmodalitäten nicht festgestellt werden.

Die Kontrollen nach 1/2 und 1 Jahr wurden nochmals in 2 Nachuntersuchungszeiträume eingeteilt. Die erste Periode von 6–8 Monaten und die zweite von 10–14 Monaten. Zwischen 6–8 Monaten konnten 16 (11 konservativ, 5 operativ) und in der 2. Periode 12 Patienten kontrolliert werden (6 konservativ, 6 operiert); 5 Patienten waren nicht mehr bereit, ein weiteres NMR durchführen zu lassen.

Die Analyse des Sehnensignalverhaltens zeigte nach 6–8 Monaten bei 5 operierten Patienten eine vollständige Signalarmut, während bei 8 Patienten minimale einzelne punktförmige Signale intratendineal nachweisbar waren. In der operierten Gruppe konnte nur bei 1 Patienten ein solches Signalverhalten der Sehne gefunden werden, während sich die Sehne bei 4 Patienten homogen signalarm darstellte.

In der 2. Periode (10–14 Monate) konnten bei allen 12 Patienten (6 konservativ, 6 operativ) keine intratendinealen Signale nachgewiesen werden.

Die Sehnendicke zeigte mit einem Mittelwert von 17 mm nach 6–8 Monaten in beiden Behandlungsgruppen ein Maximum ohne signifikanten Differenzen. Nach 1 Jahr konnte ein Rückgang der Sehnendicke auf einen Mittelwert von 14 mm ohne Unterschied in den Therapien ermittelt werden.

Zusammenfassend zeigten die NMR-Befunde des Heilverlaufs nach 8 Wochen sowie nach ½ und 1 Jahr eine deutliche Regeneratzunahme, wobei eine hyperdense

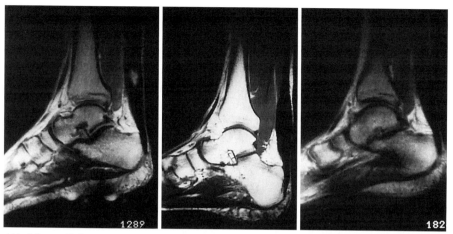

Abb. 36 a–c. Heilverlauf im NMR nach 8 Wochen (**a**), 1/2 (**b**) und 1 (**c**) Jahr (konservativ-funktionell)

Zone im Rupturbereich als Zeichen vermehrter Aktivität nach 8 Wochen auffiel (Abb. 36).

Im weiteren Heilverlauf kam es durch „Remodelling" der Sehne zur Wiederherstellung einer völligen Signalarmut, wobei die Sehnen jedoch mehr als die doppelte Dicke im Vergleich zur nicht rupturierten Sehne aufwiesen. Unterschiede zwischen beide Behandlungsformen konnten nicht festgestellt werden.

5.3.8 Diskussion

Die Anwendung der NMR in der Diagnostik und in der Verlaufskontrolle ist in der Literatur nur durch Kasuistiken oder an kleinen Kollektiven beschrieben [154, 197, 202, 271]. Keiner der Autoren hat neben der Diagnostik der Achillessehnenruptur eine kontrollierte Befunderhebung des Heilverlaufs durchgeführt, um somit Erkenntnisse über Leistungsvermögen und spezifische Qualität, besonders im Vergleich zu alternativen Methoden wie Ultraschallsonographie, zu erhalten. Im Rahmen der klinischen Studie wurden erstmals nicht nur der Heilverlauf an 33 Patienten kontrolliert, sondern auch ein operatives Vorgehen mit einer konservativ funktionellen Behandlung verglichen, um somit Aussagen über mögliche differente Heilvorgänge aus dem Blickwinkel der NMR treffen zu können.

Ferner wurde aus Gründen der Standardisierung und Vergleichbarkeit mit der sonographischen Evaluation, die initiale Untersuchung der frischen Achillessehnenruptur in dem beschriebenen Haltegerät in Neutralposition und 20°-Plantarflexion des Fußes durchgeführt.

Im Rahmen dieser Studie konnten mittels NMR die Rupturen sowie die zunehmende Regeneratbildung problemlos identifiziert werden. Die Beurteilung der Diastase ergab im Vergleich zur Sonographie einen geringeren Anteil an kompletter Adaptation der Sehnenstümpfe. Die Erklärung liegt in der größeren sagittalen Schichtdicke (3 Schichten pro Sehne), wobei eventuelle Adaptationen einzelner Sehnenstränge sich den vorgegebenen Schichten entzogen hatten. Hier zeigt sich eine Überlegenheit der Ultraschallsonographie in der gerichteten dynamischen Untersuchung.

Die Quantifizierung der Sehnendicke zeigte, daß sowohl die NMR als auch die Sonographie valide und objektive Methoden sind, wobei sich fast identische Ergebnisse im Vergleich beider Methoden feststellen ließen.

Mittels NMR lassen sich im Gegensatz zur Sonographie keine morphologisch-strukturellen Aussagen treffen, welche aufgrund der unterschiedlichen physikalischen Grundbedingungen herrühren. Morphologisch sonographische Aussagen in der Heilphase wie die Ausrichtung paralleler Binnenechos finden kein Korrelat.

Eine NMR-spezifische diagnostische Qualität ist der Übergang vom signalreichen zum signalarmen Bereich der ehemaligen Rupturzone in der Heilphase der Sehne, welche eine Homogenisierung der Sehne im Sinne einer Verfestigung darstellt. Diese qualitative Information ist sonographisch nicht zu erheben und erhält eine wichtige klinische Dimension bei der Frage der Maximalbelastung der Sehnen der sportlichen Rehabilitationsphase.

Die NMR ist eine exzellente Methode zur Evaluation der frischen Achillessehnenruptur und deren Heilverlauf, jedoch ist aufgrund der vergleichsweise immensen Kosten und der teilweise problematischen Verfügbarkeit die Indikation zu dieser Untersuchung nur in seltenen Ausnahmefällen zu stellen. Im Rahmen wissenschaftlicher Untersuchungen im Hinblick auf die Sehnenheilung sollte sie im Vergleich zur Sonographie eingesetzt werden.

5.3.9 Intraoperative Befunde

Die operativen Befunde ($n=22$) bestätigten die komplette Ruptur in allen Fällen sowie die Rupturlokalisation im Mittel 5 cm kranial der Insertion in den Kalkaneus, wie zuvor im Sonogramm beschrieben. Das Paratenon war in 14 von 22 Fällen komplett zerrissen, d. h. nur in 8 Fällen erhalten und damit häufiger rupturiert als sonographisch vorbefundet (in 10 von 22 Fällen als intakt beschrieben) (Abb. 37).

17 Patienten wiesen eine erhebliche Auffransung der Sehnenstümpfe im Sinne eines „mop-end-tear" auf. In der histologischen Untersuchung fanden sich bei 16 Patienten ($n=22$) degenerative Veränderungen im histologisch aufgearbeiteten Material.

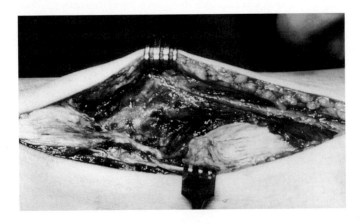

Abb. 37. Intraoperatives Bild einer frischen Achillessehnenruptur

5.3.10 Funktionelle Ergebnisse

Die Ergebnisse ($n=50$) zeigten bei der bisherigen Beobachtungsdauer von maximal 60 Monaten keine einzige Reruptur in beiden Behandlungsgruppen. Als chirurgische Komplikationen konnten in 3 Fällen oberflächliche Infektionen der Wundränder beobachtet werden, welche ohne weitere Maßnahmen folgenlos abheilten.

Bei 2 Patienten (1 operativ/1 konservativ) zeigten sich manifeste Unterschenkelthrombosen ohne Lungenembolie. Bei dem konservativ behandelten Patienten ereignete sich die Thrombose noch im Gips, da aus logistischen Problemen der Spezialschuh erst nach 12 Tagen zur Verfügung stand.

Beide Behandlungsgruppen wurden nach einem neu entwickelten Score bewertet, der neben objektiven, funktionellen Kriterien wie Bewegungsumfang im OSG, Muskelumfang der Wade 10 cm distal des medialen Kniegelenkspaltes im Vergleich zur gesunden Seite, Einbeinzehenstand, Thompson-Test, dynamometrische Kraftmessung, subjektive Kriterien (Schmerzen, subjektive Kraftminderung, Wetterfühligkeit, Beurteilung der Behandlungsmethode) berücksichtigte.

Die Beweglichkeit im OSG zeigte schon nach 8 Wochen (Beendigung der Behandlung im Spezialschuh) bei 47 Patienten keine Defizite für Dorsal- und Plantarflexion. Ein Patient (konservativ) wies eine vermehrte Dorsalflexion von 5° auf, 2 Patienten (1 operativ/1 konservativ) hatten eine Einschränkung der Plantarflexion von 5°, welche aber unter physiotherapeutischer Behandlung nach 3 Monaten ausgeglichen wurde.

Die vermehrte Dorsalflexion war jedoch bei allen weiteren Kontrolluntersuchungen nachweisbar und führte aufgrund der Verlängerung der Achillessehne zu einer Einschränkung der Maximalkraft für die Plantarflexion, ohne jedoch den Patienten wesentlich funktionell einzuschränken.

Die Wadenumfangmessung als Korrelat für die Muskelatrophie spiegelte den Trainingseifer der Patienten im Hinblick auf das in der 4. Woche begonnene Rehabilitationsprogramm wieder. Engagierte, täglich trainierende Patienten zeigten keine, allenfalls eine geringe (–1 cm) Atrophie der Wadenmuskulatur ($n=30$; operiert 14/konservativ 16); 17 Patienten hatten eine Umfangdifferenz von 2 cm und 3 Patienten von 3 cm.

Aufgrund des frühzeitig begonnenen Übungsprogramms zeigten sich hervorragende Ergebnisse bei der Prüfung des Einbeinzehenstands; 6 Leistungssportler konnten schon nach 8 Wochen einen Einbeinzehenstand sicher durchführen (3 operiert/3 konservativ); 24 Patienten waren nach 12 Wochen dazu in der Lage und 20 meist ältere Patienten erst nach ½ Jahr.

Bei allen Patienten konnte nach 8 Wochen ein negativer Thompson-Test nachgewiesen werden.

Bei den dynamometrischen Kraftmessungen (Abb. 38) erreichten die Patienten der operativ-funktionellen Gruppe bereits nach 8 Wochen im Mittel 82,5% ($\pm$ 4) der Kraft des gesunden Beins bei Plantarflexion wieder, während die primär-funktionelle Gruppe mit 83,1 ($\pm$ 4) ein entsprechendes Ergebnis erreichte.

Bei der Kraftmessung nach 3 Monaten konnte in beiden Gruppen bei intensiviertem Muskeltraining schon eine Verbesserung auf 88,3% ($\pm$ 3,5) bei den operierten Patienten, sowie 87,4% ($\pm$ 3,6) bei den konservativ behandelten Rupturen festgestellt werden. Im weiteren Verlauf ergaben die 1/2-Jahres-Kontrollen einen Wert von 91,9% ($\pm$ 6,3) in der operativen Gruppe gegenüber 90,9% ($\pm$ 5,6) in der primär-funktionell behandelten Gruppe. Die 1-Jahres-Nachuntersuchung zeigte eine weitere Steigerung auf 94,1%

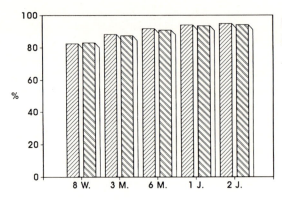

Abb. 38. Dynamometrische Kraftmessung (%) im Vergleich zur Gegenseite

(± 5,4) bei den operierten Patienten sowie 93,6% (± 5,4) in der Vergleichsgruppe. Die Zwei-Jahres-Kontrolle zeigte mit 95% (± 5,1) sowie 94,2% (± 5,0) praktisch keine Veränderungen. Die statistische Analyse konnte keine Signifikanzen (p=0,05, t-Test) feststellen.

45 Patienten gaben keine oder nur geringe Schmerzen nach Anpassen des Spezialschuhs an, welche am ehesten aus einer geringen Dehnung der Sehne nach Abnahme des Oberschenkelspaltgipses oder durch einen Wundschmerz resultierten. Am darauf folgenden Tag jedoch waren die Patienten in der Lage, ohne Gehhilfen das Bein voll zu belasten; 5 Patienten führten eine Teilbelastung zwischen 1–3 Tagen mit Unterarmgehstützen durch.

Bei den ersten Kontrolluntersuchungen wurden bis auf gelegentliche Schwellneigungen bei stärkerer Belastung keine Schmerzen von Seiten der Achillessehne angegeben. Wetterfühligkeit zeigte sich auch bei den weiteren Kontrollen bei 4 operierten und 3 primär-funktionell behandelten Patienten.

Entsprechend der objektiv gemessenen Werte verspürten die Patienten eine subjektive Kraftminderung noch bis nach ½ Jahr, jedoch weniger in der Maximalbelastung als in der frühzeitigen Ermüdung.

Die Evaluation der Sportfähigkeit orientierte sich am Ausgangsniveau des einzelnen Patienten vor dem Rupturereignis. Nach 1 Jahr hatten 49 Patienten das vor der Ruptur bestehende Leistungsniveau vollständig wieder erreicht; 6 Patienten, welche sich eine Achillessehnenruptur bei Kontaktsportarten (Fußball, Handball) zuzogen, verzichteten altersbedingt (35–40 Jahre) auf eine Wiederaufnahme dieser Sportarten und wendeten sich anderen sportlichen Aktivitäten zu.

Ein Patient (primär-funktionell) mit in Verlängerung ausgeheilter Sehne konnte sein hohes sportliches Niveau im Ausdauer- und Maximalbelastungsbereich nicht mehr erreichen.

Die subjektive Beurteilung der Behandlungsmethode mit dem neuen Spezialschuh wurde ausnahmslos von den Patienten als eine Verbesserung gegenüber der Gipsbehandlung empfunden und mit sehr gut und gut bewertet, wobei auch das nächtliche Anbehalten des Schuhs in den ersten 6 Wochen eine hohe Akzeptanz fand.

Die Analyse der subjektiven und objektiven Daten wurde mit einem neu entwickelten Bewertungsscore durchgeführt (Abb. 39). Hierbei konnte eine Gesamtpunktzahl von 100 Punkten erreicht werden.

5.3 Analyse und Ergebnisse der prospektiv-randomisierten Studie

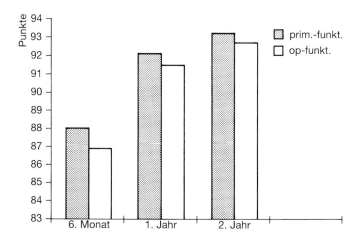

Abb. 39. Gesamtergebnis nach 100-Punkte-Scoresystem

Tabelle 4. 100-Punkte-Scoresystem (*PF* Plantarflexion, *P* Punkte)

Bewegungsdefizit OSG/Dorsalflexion (Vergleich zur gesunden Seite)	Kein Defizit (10 P)	Bis 5° Dorsalflexion (5 P)	6–10° Dorsalflexion (1 P)	> 10° Dorsalflexion (0 P)
Bewegungsdefizit OSG/Plantarflexion/ vermehrte Plantarflexion	Kein Defizit/ keine vermehrte PF (10 P)	Bis 5° Defizit oder vermehrte PF (5 P)	6–10° Defizit oder vermehrte PF (1 P)	> 10° Defizit oder vermehrte PF (0 P)
Muskelumfang der Wade / Vergleich gesunde Seite	Größer oder gleich (10 P)	–1 cm (5 P)	–2 cm (3 P)	Kleiner –2 cm (0 P)
Einbeinzehenstand	Sicher (1 min) (10 P)	Unsicher (10 s) (5 P)	Andeutung (1 P)	Überhaupt nicht (0 P)
Thompson-Test	Negativ (5 P)	Positiv (0 P)		
Kraftmessung	95–100% (10 P)	85–94% (8 P)	75–84% (6 P)	65–74% (2 P)
Schmerzen	Keine (10 P)	Bei Maximal-Belastungen (8 P)	Bei normalen Belastungen (3 P)	Bei geringen Belastungen (1 P)
Subjektive Kraftminderung	Keine (10 p)	Bei Maximalbelastungen (8 P)	Bei normalen Belastungen (3 P)	Bei geringen Belastungen (2 P)
Sportfähigkeit	Vollständige Wiederherstellung (10 P)	Gerine Einbuße (8 P)	Befriedigende Sportfähigkeit, Sportartwechsel (6 P)	Sportfähigkeit limitiert (2 P)
Wetterfühligkeit	Negativ (5 P)	Positiv (0 P)		
Subjektive Beurteilung der Behandlung	Sehr gut (10 P)	Gut (8 P)	Befriedigend (6 P)	Ausreichend (2 P)
Gesamtergebnis	**Sehr gut (90–100 P)**	**Gut (80–89 P)**	**Befriedigend (70–79 P)**	**Ausreichend (60–69 P)**

Die Anwendung des 100-Punkte-Scoresystems erschien mit der Auswertung der Nachuntersuchungsergebnisse nach ½ Jahr erst sinnvoll. In der primär-funktionellen Behandlung ergab sich ein Mittelwert von 86,9 Punkten gegenüber 88 Punkten in der operativ-funktionellen Therapie (Tabelle 4).

Nach 1 Jahr zeigten sich im Schnitt sehr gute Ergebnisse in beiden Gruppen mit 92,1 (operiert), resp. 91,5 Punkten (konservativ). Die 2-Jahres-Nachuntersuchung ergab praktisch keine Änderung der Ergebnisse mit 93,2 (operiert) sowie 92,7 (konservativ) Punkten, wobei das schlechteste Ergebnis in der operierten Gruppe 78 und in der primär-funktionell behandelten Gruppe 77 Punkte betrug. Maximal wurden von 14 (operiert) bzw. 17 (konservativ) Patienten über 95 Punkte erreicht. Im Gesamtergebnis konnten keine statistischen Signifikanzen festgestellt werden.

5.3.11 Diskussion

Experimentelle Untersuchungen haben die Verbesserung des Heilvorgangs an der Achillessehne bei funktioneller Behandlung bewiesen. Die Vorteile für die muskuläre Situation und Propriozeption sind beispielsweise auch bei primär-funktioneller Behandlung der fibularen Bandruptur klinisch belegt. Die bereits vor 100 Jahren von *His* dargelegte Beobachtung, daß sich immer dann Granulationsgewebe sehr rasch in Kollagengewebe umwandelt, wenn ein funktioneller Reiz auf dieses Gewebe ausgeübt wird, scheint sich auch an der Achillessehne zu bestätigen. Wenig beachtet bleibt bislang gerade der Effekt der immobilisierenden Behandlung auf die Wadenmuskulatur.

Untersuchungen von Sjöström u. Nyström [242] im Tierexperiment konnten schwere enzymhistochemische und elektronenmikroskopische Veränderungen im Soleusmuskel bei immobilisiertem und verkürztem Muskel (Gipsimmobilisierung in Kniebeugung und Plantarflexion) feststellen, welche erst nach 5wöchiger Mobilisation nach Entfernung des Gipses eine vermehrte regenerative Aktivität zeigten.

Vergleichbare prospektiv-randomisierte Studien zur primär-funktionellen Behandlung oder funktionellen Nachbehandlung nach operativen Vorgehen liegen in der gesamten Literatur momentan nicht vor. Die relativ günstigeren Ergebnisse im Vergleich zur konservativ-immobilisierenden Behandlung scheinen v. a. darin zu liegen, daß sich die Sehne unter funktionellem Reiz zum einen stabiler durchstrukturiert, zum anderen konnte als wesentliche Verbesserung bei allen Patienten aufgrund des im Schuh begonnenen Rehabilitationsprogramms schon nach 8 Wochen eine gute Kompensation der im Gips nicht beeinflußbaren Muskelatrophie festgestellt werden. Ferner zeigten gerade die Funktionsprüfungen wie Einbeinzehenstand, daß die Patienten in der frühfunktionellen Behandlung gegenüber der immobilisierenden Gipsbehandlung deutlich bessere Koordinations- und propriozeptive Fähigkeiten aufwiesen.

Sicherlich ist die Beeinflussung der Kollagenbildung und somit der Reißfestigkeit der Achillessehne auch durch den gerichteten Reiz der funktionellen Behandlung nur limitiert, im Gegensatz dazu liegt der Schlüssel des Erfolgs dieser Studie in der verbesserten koordinativen und muskulären Funktion, so daß bei Reruptur-provozierenden Bewegungen diese muskulär und koordinativ kompensiert werden konnten. Nach einem mehr als 50 Monate bestehenden Beobachtungszeitraum zeigte sich innerhalb dieses Patientenkollektivs keine Reruptur [153, 228].

Zur Beantwortung der Frage, welche Patienten nun operativ-funktionell behandelt werden müssen und welche primär-funktionell behandelt werden können, erbrachte die

Analyse der sonographischen Erstbefunde in der Korrelation zum Heilverlauf und dem funktionellen Endergebnis Erkenntnisse, welche in einer weiteren prospektiven Studie untersucht wurden. Bei den primär-funktionell behandelten Patienten mit einer in Plantarflexion persistierenden Diastase von mehr als 5 mm zeigte sich bei 1 Patienten (Diastase in Plantarflexion = 12 mm) eine Verlängerung der Sehne mit vermehrter Dorsalflexion, die zu einer verbleibenden Kraftminderung in der Plantarflexion führte. Der 2. Patient hatte trotz normaler Bewegungsumfänge im OSG (in der Plantarflexion) nach 2 Jahren nur noch 83% seiner Kraft, was somit deutlich unter dem Mittelwert lag.

Trotz der damals geringen Fallzahl ($n=50$) und der relativ kurzen Beobachtungsdauer (bis 25 Monate) erschien dennoch von der Tendenz her erkennbar zu sein, daß offensichtlich in ca. 90% aller Fälle einer frischen subkutanen Achillessehnenruptur eine primär-funktionelle Behandlung möglich ist, die einer operativ-funktionellen Behandlung nicht unterlegen ist.

Als Konsequenz dieser Analyse wurde nunmehr prospektiv ein Kollektiv von 137 Patienten mit sonographisch gestellter Therapieindikation überprüft. Da bei konservativ-funktionell behandelten Patienten mit sonographisch nachgewiesener kompletter Adaptation keine Differenzen im Heilverlauf und im funktionellen Ergebnis erkennbar waren, wurde die mittels Ultraschall ermittelte Adaptation der Sehnenstümpfe in Plantarflexion als Behandlungskriterium für die primär funktionelle Behandlung etabliert, während alle Patienten mit verbleibender Diastase in Plantarflexion operativ-funktionell therapiert wurden [255].

Von Mai 1989 bis Januar 1992 wurden 137 Patienten mit einer frischen Achillessehnenruptur nach den oben aufgeführten sonographischen Kriterien den entsprechenden Therapieregimen zugeführt und im Verlauf prospektiv untersucht. Hierbei wurden 122 Patienten primär-funktionell und 13 Patienten operativ-funktionell behandelt. Klinische und sonographische Kontrollen erfolgten nunmehr nach 4, 8 und 12 Wochen sowie nach 1 Jahr. Aufgrund des Bekanntwerdens der primär-funktionellen Behandlung wurden zunehmend ältere Patienten und Problemfälle vermehrt zugewiesen, was sich im Durchschnittsalter mit 40,4 Jahren widerspiegelt.

In den sonographischen Kontrollen konnte der Heilverlauf mit der Regeneratzunahme ab der 8. Woche bestätigt werden. Da bei 1 Patienten mit geringem Regenerat 1 Woche nach Beendigung der Behandlung im Schuh sich eine Ruptur ereignete, wurde nunmehr bei Patienten mit spärlicher Sehnenregeneration der Therapieschuh entsprechend den Ultraschallkontrollen in Einzelfällen bis zur 10. Woche belassen. Bei 6 organtransplantierten Patienten mit Chemotherapie (Steroide, Immunsuppressiva) mußte der Schuh für teilweise bis zu 12 Monate getragen werden. Auch bei diesen Patienten konnte eine Wiederherstellung der Sehnenfunktion erreicht werden, wobei jedoch aufgrund der Grunderkrankung das funktionelle Ergebnis mit den „Normalpatienten" nicht vergleichbar war.

Aufgrund der funktionellen Behandlung war bei einem herztransplantierten Patienten mit gleichzeitiger beidseitiger Achillessehnenruptur überhaupt erst die lebenswichtige Mobilisation 6 Wochen post operationem möglich.

Von den 137 Patienten kam es im Untersuchungszeitraum zu 3 Rerupturen und 1 Teilruptur. Bei 1 Patienten zeigte die Analyse ein zu geringes Regenerat bei Abnahme des Spezialschuhs nach 8 Wochen. Bei 1 Patienten kam es aufgrund eines Behandlungsfehlers des Physiotherapeuten (Einbeinhüpfen auf der Weichkernmatte) nach 10 Wochen zur Reruptur. Der 3. Patient erlitt beim Abrutschen auf einer Treppe eine forcierte Dorsalflexion in der 9. Woche. Eine Teilruptur ereignete sich bei einem Patienten 3 Monate nach der Erstverletzung beim Tennisspielen. Alle Patienten wurden erneut konservativ funktionell im Variostabilschuh erfolgreich ausbehandelt.

5.4 Schlußfolgerungen und neue Fragen

1. Die Sonographie der Achillessehne bewährt sich als zuverlässiges Diagnostikum in der Erstdiagnostik (Ruptur: komplett/inkomplett, Rupturlokalisation und -form), in der dynamischen Erstuntersuchung (Diastase 0°/20 Grad Plantarflexion) und in der Verlaufskontrolle der Sehnenheilung (Struktur/Stärke). Einzuschränken bleibt jedoch, daß die sonographischen Ergebnisse untersucherabhängig sind, d.h., daß ein in der Ultraschallsonographie erfahrener die Untersuchung durchführen muß. Der Vorteil ist jedoch die allzeitige Verfügbarkeit und der relativ geringe Kostenaufwand.
2. Das NMR (für die prospektiv-randomisierte Studie als Kontrolle erforderlich) erfüllt eine fast gleiche diagnostische Qualität wie die Sonographie, ist aber für die Praxis meist nicht zu jeder Zeit verfügbar und erheblich teurer. Die Indikation wäre in einer Verlaufskontrolle beim Profisportler nach 5–6 Monaten mit der Frage der Homogenisierung des Sehnenregenerats (Korrelat zur Reißfestigkeit der ehemaligen Rupturstelle) bei bevorstehender Maximalbelastung im Training.
3. Der neu entwickelte Spezialschuh ist sowohl für die postoperative Nachbehandlung als auch für die primär-funktionelle Therapie der Achillessehnenruptur sehr geeignet. Kraftentwicklung, Koordination, Propriozeption, Arbeits- und Sportfähigkeit sowie Sehnenheilung werden durch den funktionellen Reiz günstig beeinflußt.
Die Akzeptanz des modifizierten Boxerstiefels wurde bisher von allen Patienten außerordentlich betont, da alle Patienten trotz eingeschränkter Dorsalflexion mit diesem orthetisch modifizierten Schuh weitaus mobiler sind, als mit einem Gipsverband.
4. Das Konzept der mobilen Schubehandlung gepaart mit einem sonographischen Monitoring des Sehnenheilverlaufs hat in der wechselweisen Abhängigkeit das funktionelle Behandlungskonzept ermöglicht. Obwohl im Regelfall eine 8wöchige Behandlung im Spezialschuh ausreicht, sollte besonders bei geringer Regeneratbildung die Protektion der Sehnenheilung im Schuh entsprechend den sonographischen Kontrollen prolongiert werden.
5. Die sonographischen Kriterien zur Indikationsstellung der einzuschlagenden Behandlungsform haben sich in einer prospektiven Studie mit 137 Patienten bewährt. Danach können Patienten mit sonographisch in Plantarflexion ermittelter vollständiger Adaptation der Sehnenstümpfe erfolgreich primär-funktionell behandelt werden. Bei verbleibender Diastase in Plantarflexion sollte eine operativ-funktionelle Therapie durchgeführt werden.
6. Indikationen für eine primär-funktionelle Behandlung unabhängig von dem sonographischen Befund stellen ältere, körperlich oder sportlich nicht aktive Patienten. Desweiteren gehören alle Patienten mit einem deutlich höheren Operationsrisiko, sowie Patienten mit reduzierter Gewebeheilung (z.B. Organtransplantation, Diabetiker, Niereninsuffizienz, Systemerkrankungen, Patienten mit Kortikosteroideinnahme) in diese Gruppe.
7. Bei Profisportlern sollte zum jetzigen Zeitpunkt eine operative, aber funktionelle Behandlung empfohlen werden, da bei der existentiellen Bedeutung eines Behandlungserfolgs noch kein ausreichendes Krankengut vorliegt.

5.4 Schlußfolgerungen und neue Fragen

Jede Weiterentwicklung in Diagnostik und Therapie erbringt neue Erkenntnisse in der Behandlung medizinischer Probleme. Auf der anderen Seite ergeben sich aber daraus auch neue Fragen, welche nunmehr in den Mittelpunkt des Interesses der weiteren klinischen und Grundlagenforschung rücken. Mit der Entwicklung objektiver bildgebender Verfahren zur Diagnostik und Verlaufskontrolle von Weichteilverletzungen stellen sich die Fragen, inwieweit Sonographie und NMR in der Lage sind, Aussagen über feingewebliche Heilprozesse und damit auch über biomechanische Eigenschaften der heilenden Achillessehne zu machen.

Folgende entscheidende Fragen sind noch unbeantwortet:
- Welche Korrelationen bestehen zwischen sonographischem Bild und Sehnenreißfestigkeit? Sind Veränderungen im Echoreflexmuster zu erkennen, die einen Rückschluß auf die Ausbildung von Kollagenstrukturen und damit auf eine zunehmende Reißfestigkeit zulassen?
- Welche Korrelationen bestehen zwischen histologischem und sonographischem Bild? Wie stellen sich echoreiche oder echoarme im histologischen Bild dar?
- Welche Zunahme der Reißfestigkeit ist im Laufe der Sehnenheilung zu erwarten, um somit die Dauer der protektiven Maßnahmen sowie die Belastbarkeit in der Rehabilitationsphase festzulegen?
- Welchen Einfluß hat die funktionelle Behandlung auf die Sehnenheilung und bestehen Unterschiede innerhalb der 3 Standardbehandlungen wie bei der chirurgischen Naht oder Fibrinklebung mit funktioneller Nachbehandlung und der primär-funktionellen Therapie?
- Ein weiterer Aspekt, der durch neuere Erkenntnisse und durch technischen Fortschritt einer erneuten wissenschaftlichen Prüfung bedarf, ist das biomechanische Verhalten der Achillessehne.

6 Biomechanische Untersuchung der Reißfestigkeit der menschlichen Achillessehne am Leichenpräparat

Wie schon erwähnt, wurden die wesentlichen Erkenntnisse zu diesem Themenkomplex vor 20–40 Jahren gewonnen. Die Untersuchungen der Reißkraft der Achillessehne zeigten damals sehr unterschiedliche Ergebnisse, wobei diese in erster Linie mit methodischen Problemen zusammenhingen. Im Einzelfall wurde von verschiedenen Autoren [47, 87] fixiertes Sehnenmaterial verwandt. Demgegenüber benutzten Viidik [265] und Elliot u. Crawford [69] frische Präparate, was sicherlich besser reproduzierbare Ergebnisse ergab.

Neben den angeführten Unterschieden des Sehnenzustands standen besonders die technischen Probleme, um eine objektive, reproduzierbare intertendineale Ruptur durchzuführen, im Vordergrund. Stucke [251] ermittelte erstmalig Methoden technischer Materialprüfung an präparierten Leichensehnen durch Dehn- und Zerreißproben von Achillessehnen. Für die durchschnittliche *statische* Belastbarkeit konnte ein Wert von 4,67 kp/mm^2 gefunden werden und eine Rißdehnung von 7,34%. Die maximale Belastung der Sehnen lag bei etwa 400 kp, bevor es zum Riß kam.

Weitere Untersuchungen besagten, daß die Belastbarkeit bis Mitte des 3. Lebensjahrzehnts ansteigt, danach nimmt das Elastizitätsverhalten der Sehnen signifikant ab. Ähnliche Versuche in der Folgezeit [127, 277] bestätigten die von Stucke gewonnenen Ergebnisse. Alle Autoren betonten jedoch technische Probleme bei der Fixierung des Sehnenpräparats, wobei teilweise Einkerbungen an Prädilektionsstellen zum Erreichen des Versuchsziels in Kauf genommen wurden.

6.1 Einleitung und Fragestellung

Durch Verbesserung der Versuchsanordnung, besonders bei der Fixation der Sehne, konnten Wilhelm et al. [275, 276] zusätzlich zu den bisher durchgeführten statischen Untersuchungen mit langsam erfolger Belastung, auch dynamische impulsartige Krafteinwirkungen untersuchen. Für die dynamische Belastung fand sich ein Mittelwert von 657,3 kp (Maximalwert 930 kp) gegenüber statischen Belastbarkeiten von im Durchschnitt 461,5 kp (680 kp Maximalbelastung). Diese Ergebnisse in der dynamischen Untersuchung verifizierten vorher biomathematisch errechnete Belastbarkeiten. Leider war es aufgrund des Versuchsaufbaus und damit verbundener technischer Probleme nicht möglich, einen Wegaufnehmer stabil zu installieren, so daß eine differenzierte biomechanische Analyse aufgrund fehlender Meßdaten nicht erfolgen konnte.

Ein wesentlicher Vorteil der heutigen mechanischen Materialprüfung sind computergesteuerte Universalprüfmaschinen mit der Möglichkeit überlagerter Zug-, Druck- und

Torsionsmessung in einer verbesserten Meßdatenerhebung in Hinblick auf Reproduzierbarkeit und Genauigkeit.

Desweiteren haben intensive biomechanische Untersuchungen am Tiermodell Verbesserungen in der Einspannung der Achillessehne zur biomechanischen Prüfung erbracht, so daß eine erneute Evaluation der biomechanischen Eigenschaften unter diesen Bedingungen angezeigt ist.

Zwei Aspekte wurden hierbei besonders berücksichtigt. Zum einen sollte neben der absoluten Reißfestigkeit und der Elongation der Achillessehne, der Einfluß der Zuggeschwindigkeit bestimmt werden (statische und dynamische Reißfestigkeit?), zum anderen die Veränderungen der mechanischen Eigenschaften mit zunehmendem Alter untersucht werden.

6.2 Material und Methode

An 10 akut Verstorbenen wurde die Achillessehne über einen medialen Zugang entnommen. Die Präparation beinhaltete die gesamte Achillessehne. Distalseitig wurde ein kalkanearer Block, proximal ein Teil der Gastrocnemiusmuskulatur mit ausgelöst. Bei der Auswahl der Präparate wurde darauf geachtet, daß der vorher sonographisch erhobene als auch der makroskopische Befund keine Erkrankung oder Veränderungen der Achillessehne aufwiesen. Des weiteren wurde darauf geachtet, daß nur solche Präparate zur biomechanischen Prüfung verwandt wurden, bei denen entsprechend der Vorgeschichte und der Todesursache mit hoher Wahrscheinlichkeit von einem normalen Aktivitätslevel ausgegangen werden konnte. Patienten mit kardiopulmonalen oder vaskulären Erkrankungen schieden daher aus. Zehn der Achillessehnen stammten von Patienten zwischen 24 und 35 Jahren, weitere 10 zwischen 36 und 59 Jahren, so daß 2 vom Alter her verschiedene Kollektive untersucht wurden. Um die entsprechenden Sehnen bei den 2 Geschwindigkeiten vergleichen zu können, wurde jeweils eine Seite mit 1000 mm/min (V_1) und die Gegenseite mit 100 mm/min (V_2) zerrissen.

6.2.1 Prüfaufbau

Die mechanischen Prüfungen erfolgten in einer computergesteuerten Universalprüfmaschine (UPM), (Fa. Zwick, Ulm-Eisingen) Typ 445 mit der Möglichkeit überlagerter Zug-, Druck- und Torsionsmessungen, wobei nur die Zugmessungen zur Anwendung kamen. Die UPM weist folgende Spezifikationen auf: 40-10000 N Klasse 1 nach DIN 51221, Teil 1, Bs 1610 Grade A (100-0,4% der Kraftaufnehmer Nennkraft) und Klasse 0,5 (100-2% der Kraftaufnehmer Nennkraft). Traversenvorschub (spindelgetrieben): 0,2-1000 mm/min. Traversenwegaufnehmer: optoelektronische Auflösung 0,01 mm. Displayprozessor (DYP): Abtastfrequenz 300 Hz. PC-Erweiterung: 80386-SX mit Coprozessor. Softwareschnittstelle zum Statistikpaket SPSS/PC+.

6.2.2 Präparateinspannung

Das Hauptproblem der biomechanischen Untersuchungen von Achillessehnen ist die meßgerechte Einspannung des Präparats. Dabei müssen folgende Anforderungen erfüllt werden: Der Reißversuch muß zu einer intratendinealen Ruptur führen, es darf hierbei

76 6 Biomechanische Untersuchung der Reißfestigkeit

zu keinem knöchernen Ausriß der Sehne aus dem Kalkaneus kommen, d. h., daß bei der Einspannung der Kalkaneus nicht so eingepreßt werden darf, daß eine Sollbruchstelle entsteht.

Eine weitere Schwierigkeit ist die Fixation des proximalen muskulotendinealen Übergangs, da bei den Reißversuchen Zugkräfte von bis zu 900 kp angewendet werden müssen.

Zur Lösung dieser Probleme wurde als Grundlage ein Einspannungsverfahren, welches Miles, Grana und Egle [164] zur Prüfung von Achillessehnen an Ratten inaugurierten, wesentlich modifiziert. Der kalkaneare Anteil wurde in einen Methylmethacrylatblock von 4 × 4 × 4 cm eingebettet. Dieser Block wurde zwischen 2 Stahlplatten eingespannt, welche mit der Traverse der Prüfmaschine verbunden waren. Den physiologischen Verhältnissen entsprechend, bildete die Sehne einen rechten Winkel zum Kalkaneus. Durch eine Perforation (Ø = 3 cm) wurde die Sehne ohne jeglichen Kontakt zur Metallplatte mit der distalen Einspannung konnektiert.

Die muskulotendineale Befestigung erfolgte über eine Fixation des Muskels in einem geschlitzten Köcher, dessen Innenwände zur besseren Fixation mit einem Gewinde versehen waren. Die Grundform des Köchers war zur Sehne hin konisch, so daß nach Insertion des muskulotendinealen Anteils über eine Kompression des Köchers mittels eines Spannrings dieser Sehnenanteil fixiert wurde. Bei der Befestigung wurde darauf geachtet, daß die Sehne nicht mit eingespannt wurde, um so eine Sollbruchstelle zu vermeiden. Da

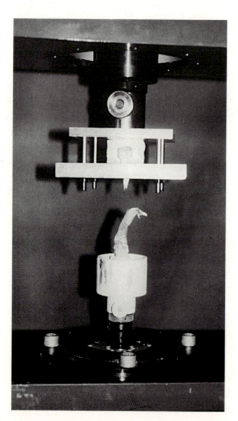

Abb. 40. Prüfstand zur biomechanischen Messung der menschlichen Achillessehne mit rupturierter Sehne

diese Fixierung den Zugkräften sicherlich nicht standhalten würde, erfolgte ein Schockeinfrieren des Muskelblocks mit flüssigem Stickstoff, so daß also die Sehne zwischen 2 festen Blöcken für den Reißversuch eingespannt war (Abb. 40).

Um das abrupte Einfrieren zu erreichen, mußte der Köcher in einem Becher eingeschraubt werden, in welchen der flüssige Stickstoff geschüttet wurde. Der Köcher-Becher-Komplex war wiederum mit der UPM verbunden. Desweiteren wurde der Köcher aus Aluminium gefertigt, welches eine optimale Temperaturleitung gewährleistete.

Nach Einfüllen des Stickstoffs wurde nach höchstens ca. 2 min der Reißversuch begonnen, um ein Einfrieren der freien Sehne zu vermeiden, was zu Veränderungen der biomechanischen Eigenschaften geführt hätte. Überprüfungen mit einer Temperatursonde konnten nachweisen, daß die Temperatur in der Sehne für mindestens 3 min nach Einfüllen des Stickstoffs die Raumtemperatur von 20–22 °C nicht unterschritten hatte. Die Sehnen wurden für die biomechanische Testung mit 100 N vorgespannt.

6.2.3 Meßdaten

Folgende Parameter wurden bei der biomechanischen Untersuchungen erfaßt und überprüft:

1. Achillessehnenquerschnitt (mm²). Mit einem Faden wurde der Umfang der Sehne gemessen und mittels mathematischer Umrechnung der Querschnitt (A) approximiert (Umfang = $2 \pi r$, Querschnitt = πr^2).

2. Länge der Sehne (mm). Die Bestimmung der Sehnenlänge (l) unterliegt subjektiven Aspekten, da die Festlegung der Meßpunkte im Bereich der kalkanearen Insertion und im Bereich des muskulotendinösen Übergangs von Untersucher zu Untersucher variiert. In einem Vorversuch wurden von 3 Untersuchern unabhängig die Sehnenlänge mit 3 verschiedenen proximalen und distalen Meßpunkten bestimmt (z. B. kalkaneare Insertion bis zum Einstrahlen in die Muskulatur mit der Mehrzahl der Sehnenfasern) und verglichen. Die geringste Varianz fand hierbei die Messung von der äußeren dorsokranialen Kalkaneusspitze bis zum distalen Ende der vollständigen Sehne, bevor es zur Einstrahlung in die Muskulatur kommt. Die so erhobenen Meßwerte erscheinen gegenüber den herkömmlichen Messungen deutlich geringer (um 50 mm), sind aber am besten reproduzierbar.

3. Steifigkeit (N/mm) der Achillessehne. Die Steifigkeit (R) wird errechnet aus der Steigung des Kraft-Weg-Diagramms im linearen Bereich der jeweiligen Prüfkurve. Sie beschreibt die Kraftänderung pro Längenänderung.

4. Maximale Reißkraft (N) der Achillessehne. Die Maximalkraft (F_{max}) erscheint als Wendepunkt in dem Kraft-Weg-Diagramm. Es ist der Zeitpunkt, an dem der Großteil der Fasern zerrissen ist.

5. Höchstspannung oder Festigkeit (N/mm²). Die Festigkeit (fest) errechnet sich aus der Höchstkraft pro mm² Querschnitt der Achillessehne und entspricht der individuellen Reißkraft der Sehne unabhängig von der Sehnenstärke.

6. *Maximale Energie des Reißversuchs (J)*. Die maximale Energie (W) wird aus der Integration der Fläche des Kraft-Weg-Diagramms errechnet.

7. *Elongation der Achillessehne (%)*. Die Elongation (elong) der Achillessehne im Reißversuch beschreibt die Dehnung bis zum Wendepunkt der Kraft-Weg-Kurve (F_{max}), verglichen mit der Ausgangslänge der Sehne.

8. *Dehnung (mm)*. Die Dehnung (E_{max}) beschreibt die maximale Dehnung der Sehne bis zum Wendepunkt der Kraft-Weg-Kurve (F_{max}).

9. *Elastizitätsmodul (N/mm²)*. Das Elastizitätsmodul (Emodul) ist definiert als Quotient aus Kraftänderung und Längenänderung, multipliziert mit dem Quotienten aus der Ausgangslänge und Querschnitt.

Die statistische Analyse wurde mittels Mann-Whitney-U-Wilcoxon-Test für nicht parametrische, unverbundene Stichproben mittels PC im Statistikprogramm SPSS/PC+ durchgeführt. Das Signifikanzniveau wurde bei p = 0,05 festgelegt.

6.3 Ergebnisse

Achillessehnenquerschnitt (mm²)
Der Sehnenquerschnitt (Abb. 41) betrug in der Gruppe I (unter 35 Jahre) 109 (± 8,7) mm², wobei sich die Untergruppen, welche mit einer Reißgeschwindigkeit von 1000 mm/min (111,2 mm²) und mit 100 mm/min (106,25 mm²) untersucht wurden, nur minimal unterschieden. Im Vergleich dazu war der Querschnitt der Sehnen der Gruppe II (über 35 Jahre) mit 127,75 (± 8,5) mm² etwas größer, ohne das Signifikanzniveau zu erreichen (p=0,05). In den Untergruppen der verschiedenen Geschwindigkeiten zeigten sich wiederum nur geringe Unterschiede (1000 mm/min=123,45 mm², 100 mm/min=133,2 mm²).

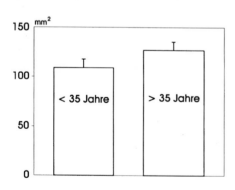

Abb. 41. Sehnenquerschnitt der Gruppe unter 35 Jahre und über 35 Jahre (mm², x̄ ± S.E.M.)

Sehnenlänge (mm)
Die Sehnenlänge (Abb. 42) variierte in den einzelnen Gruppen zwischen 43 und 54 mm ohne Signifikanzen, so daß unter Berücksichtigung sowohl des Sehnenquerschnitts als auch der Sehnenlänge keine signifikanten Unterschiede festgestellt werden konnten, welche evtl. auf die Ergebnisse der biomechanischen Messungen hätten Einfluß nehmen können.

Abb. 42. Sehnenlänge der Gruppe unter 35 Jahre und über 35 Jahre (mm, x̄ ± S.E.M.)

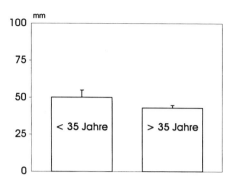

Steifigkeit (N/mm)

Die Steifigkeit (Abb. 43) ergab für die „jüngeren Sehnen" der Gruppe I 281,03 N/mm (± 14,2), wobei die Untergruppe mit der hohen Reißgeschwindigkeit (V_1=1000 mm/min) 297,06 N/mm gegenüber 261,0 N/mm (V_2=100 mm/min) erreichte.

Die Gruppe II (>35 Jahre) zeigte mit 373,56 (± 27,7) N/mm eine signifikant höhere Steifigkeit gegenüber der Gruppe I (p=0,0159). Zwischen den beiden Geschwindigkeiten (p=0,2743) sowie zwischen weiblichem und männlichem Geschlecht (p=0,328) zeigten sich keine Signifikanzen.

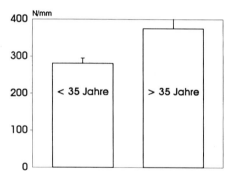

Abb. 43. Steifigkeit der Sehnen unter 35 Jahre und über 35 Jahre (N/mm ± S.E.M.)

Maximale Reißkraft (F_{max}, N)

Die maximale Reißkraft (Abb. 44–46) betrug bei der hohen Reißgeschwindigkeit in der Gruppe I (<35 Jahre) im Mittel 5331 (± 484) N mit Maximalkräften von 6895 N. Demgegenüber konnten bei der geringeren Geschwindigkeit 4461 (± 583) N gemessen werden.

Die Gruppe II (>35 Jahre) hatte einen Mittelwert von 4952,32 (± 353) N. Die statistische Analyse konnte keine Signifikanzen hinsichtlich der unterschiedlichen Geschwindigkeiten, des Alters und Geschlechts erbringen.

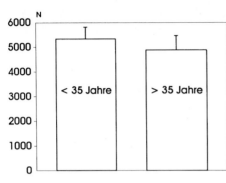

Abb. 44. F_{max} bei einer Prüfgeschwindigkeit von 1000 mm/min (N, x̄ ± S.E.M.)

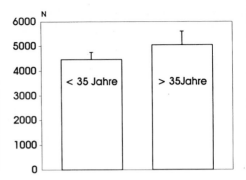

Abb. 45. F_{max} bei einer Prüfgeschwindigkeit von 100 mm/min (x̄ in N ± S.E.M.)

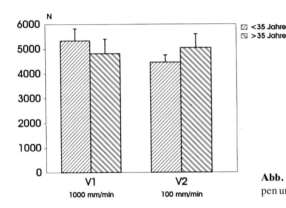

Abb. 46. F_{max} bei verschiedenen Altersgruppen und Prüfgeschwindigkeiten (N, x̄ ± S.E.M.)

Energie (J)

Die benötigte Energie (Abb. 47–49) zur Zerreißung der Sehne betrug in der Gruppe I im Mittel 65,8 (± 3,9) J. In dieser Gruppe bedurfte es zum Zerreißen der Sehne höhere Energiebeträge bei Durchführung des Versuchs mit einer Reißgeschwindigkeit von 100 mm/min (V_2=69,97 ± 12,8 vs. V_1=62,45 ± 8,5 J), wobei jedoch keine statistische Signifikanz auftrat.

In der Gruppe II lagen im Vergleich zur Gruppe I die Energiebeträge niedriger (53,46 ± 9,2 J) ohne daß ein statistischer Unterschied nachweisbar war.

Festigkeit (N/mm^2)

Für die Festigkeit (Abb. 50) der Gruppe I konnte im Mittel 46,3 (± 7,9) N/mm^2 errechnet werden. Im Vergleich dazu war die Festigkeit der Gruppe II mit 39,5 (± 9,9) N/mm^2 geringer ohne das Signifikanzniveau zu erreichen (p=0,1615).

Die Betrachtung der verschiedenen Geschwindigkeiten innerhalb der beiden Gruppen ergab in der Gruppe I für die höhere Reißgeschwindigkeit (1000 mm/min) mit 48,6 (± 8,8) N/mm^2 eine höhere Festigkeit als bei 100 mm/min (43,4 ± 6,6 N/mm^2) (p = 0,1091). Innerhalb der Gruppe II (> 35 Jahre) konnte mit 39,7 N/mm^2 (V_1) gegenüber 39,3 N/mm^2 (V_2) kein Unterschied festgestellt werden.

6.3 Ergebnisse   81

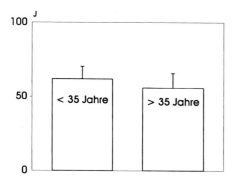

Abb. 47. Energie bei Prüfgeschwindigkeit von 1000 mm/min (J, x ± S.E.M.)

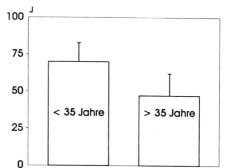

Abb. 48. Energie bei einer Prüfgeschwindigkeit von 100 mm/min (J, x ± S.E.M.)

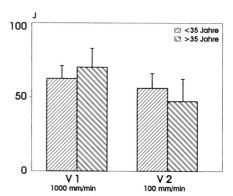

Abb. 49. Energie bei verschiedenen Altersgruppen und Prüfgeschwindigkeiten (J, x̄ ± S.E.M.)

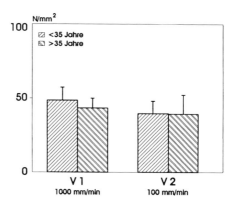

Abb. 50. Festigkeit bei verschiedenen Altersgruppen und Prüfgeschwindigkeit (N/mm^2, x̄ ± S.E.M.)

6 Biomechanische Untersuchung der Reißfestigkeit

Elongation (%)
Die Elongation (Abb. 51–53) betrug für die Gruppe I im Mittel 46,55% bis zur vollständigen Zerreißung der Sehnen, verglichen mit einer Sehnenlänge von 54 mm bedeutet das eine Elongation von 25,1 mm.

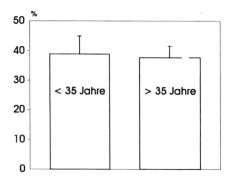

Abb. 51. Elongation im Vergleich zur Ausgangslänge bei einer Prüfgeschwindigkeit von 1000 mm/min (%, x̄ ± S.E.M.)

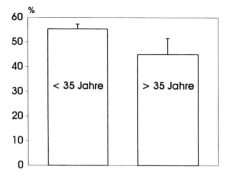

Abb. 52. Elongation bei einer Prüfgeschwindigkeit von 100 mm/min im Vergleich zur Ausgangslänge (%, x̄ ± S.E.M.)

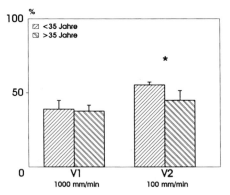

Abb. 53. Elongation im Vergleich zur gesunden Seite bei verschiedenen Altersgruppen und Prüfgeschwindigkeiten (%, x̄ ± S.E.M., * = P < 0,05)

Das Ausmaß der Elongation ist proportional zur Reißgeschwindigkeit. In der Gruppe I betrug die Elongation bei einer Reißgeschwindigkeit von 1000 mm/min (V_1) 38,92 (± 6,0) % gegenüber 55,42 (± 1,9) % bei einer Geschwindigkeit von 100 mm/min (V_1 signifikant geringere Elongation vs. V_2, p=0,0266).

In der Gruppe II führte der Reißversuch zu einer geringeren Elongation (Mittelwert 40,94 ± 5,2 %) im Vergleich zur Gruppe I (Mittelwert 46,55 ± 3,8 %), ohne jedoch das Signifikanzniveau zu erreichen (p=0,385). Auch in dieser Gruppe fand sich ein signifikanter Unterschied zwischen den beiden Reißgeschwindigkeiten, wobei die geringere Geschwindigkeit zu einer vermehrten Elongation führte.

Maximale Dehnung (mm)
Die maximale Dehnung (Abb. 54) betrug für die Gruppe I 21,9 mm, wobei die Dehnung bei geringerer Reißgeschwindigkeit von 100 mm/min mit 24,67 mm im Mittel gegenüber 1000 mm/min mit einem Mittelwert von 19,68 mm größer war, ohne jedoch das Signifikanzniveau zu erreichen (p=0,2031). Im Vergleich zur Gruppe II (>35 Jahre) fand sich jedoch eine signifikant größere Dehnung der „jungen Sehnen" (p=0,0244).

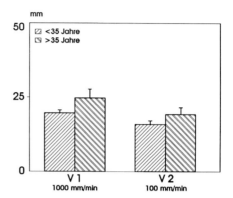

Abb. 54. Dehnung bei verschiedenen Altersgruppen und Prüfgeschwindigkeiten (mm, x̄ ± S.E.M.)

Elastizitätsmodul (N/mm^2)
Die Ergebnisse der Berechnung des E-Moduls (Abb. 55) ergaben keine Signifikanzen im Hinblick auf das Alter, wobei jedoch in der I. Gruppe ein höheres E-Modul festgestellt werden konnte (Gruppe I = 156,35 ± 23,2 N/mm^2; Gruppe II = 138,71 ± 17,5 N/mm^2; p = 0,4363).

Ebenfalls Unterschiede fanden sich bei der Analyse der verschiedenen Reißgeschwindigkeiten, wobei höhere Reißgeschwindigkeiten in beiden Altersklassen ein höheres E-Modul aufwiesen mit einer stärkeren Akzentuierung in der Gruppe I (184,0 ± 25,4 vs 121,8 ± 20,8 N/mm^2). Jedoch auch bei dieser Messung konnten keine Signifikanzen gefunden werden (p = 0,1728).

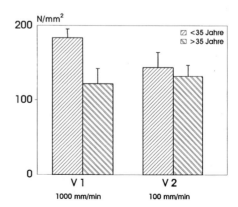

Abb. 55. Elastizitätsmodul bei verschiedenen Altersgruppen und Prüfgeschwindigkeiten (N/mm^2, x̄ ± S.E.M.)

6.4 Analyse der Ergebnisse

Die bisherigen Untersuchungen der Reißkraft der Achillessehne zeigten sehr unterschiedliche Ergebnisse, wobei Festigkeitswerte zwischen 5 und 10 kp/mm^2 festgestellt wurden. Cronkite [57] fand 6–12 kp/mm^2 und Gratz u. Blackberg [98] 7 kp/mm^2, wobei fixiertes Sehnenmaterial verwandt wurde. Demgegenüber benutzten Viidik [265] und Elliot u. Crawford [69] frische Präparate, woraus sicherlich besser reproduzierbare Ergebnisse resultieren.

Die umfassendsten Untersuchungen zur Ermittlung der Belastbarkeit von Achillessehnen wurden von Stucke [251, 252] durchgeführt. Mit Methoden technischer Materialprüfung wurden an präparierten Leichensehnen Dehnungs- und Zerreißproben durchgeführt. Für die durchschnittliche *statische* Belastbarkeit konnte ein Wert von 4,67 kp/mm^2 gefunden werden und eine Rißdehnung von 7,34%. Die maximale Belastung der Sehnen lag bei etwa 400 kp, bevor es zum Riß kam. Weitere Untersuchungen besagten, daß die Belastbarkeit bis Mitte des 3. Lebensjahrzehnts ansteigt, danach nimmt das Elastizitätsverhalten der Sehnen signifikant ab. Ähnliche Versuche in der Folgezeit [126, 127] bestätigten die von Stucke gewonnenen Ergebnisse. Alle Autoren betonten jedoch technische Probleme bei der Fixierung des Sehnenpräparats, wobei teilweise Einkerbungen an Prädilektionsstellen zum Erreichen des Versuchsziels in Kauf genommen wurden, so daß die gemessenen Werte nur einen eingeschränkten Rückschluß auf das biomechanische Verhalten der Achillessehne zulassen.

Biomechanische mathematische Analysen und Experimente bei sportlichen Bewegungsabläufen ergaben jedoch, daß an der Achillessehne Kräfte agieren müßten, die erheblich höher liegen, als die an Leichenmaterial und im Tierversuch gewonnenen Daten. Durch Verbesserung der Versuchsanordnung, besonders bei der Fixation der Sehne, konnten Wilhelm et al. [275, 276] zusätzlich zu den bisher durchgeführten statischen Untersuchungen mit langsam erfolgter Belastung, auch dynamische impulsartige Krafteinwirkungen untersuchen. Für die dynamische Belastung fand sich ein Mittelwert von 657,3 kp bei einem Maximalwert von 930 kp, gegenüber statischen Belastbarkeiten von 461,5 kp im Durchschnitt und 680 kp Maximalbelastung. Diese fast doppelt so hohen Werte in der dynamischen Untersuchung verifizierten die vorher errechneten Belastbarkeiten.

Diese exzellente Arbeit aus den 70er Jahren hatte noch nicht die prüftechnischen Möglichkeiten, die heutzutage zur Verfügung stehen. So geht aus der Untersuchung die Reißgeschwindigkeit für die statische Belastung nicht hervor. Bei der dynamischen Belastung konnte aufgrund der Versuchsanordnung nur die maximale Reißkraft erhoben werden und über den Sehnenquerschnitt die Festigkeit errechnet werden, welche für die statische Prüfung 73,6 N/mm^2 und für die dynamische Festigkeit 99,1 N/mm^2 betrug. Eine statistische Signifikanzanalyse geht aus der Publikation nicht hervor. Ohne die angegebenen Parameter ist eine umfassende Analyse der biomechanischen Eigenschaften der Achillessehne nicht möglich.

In der vorliegenden Arbeit wurde eine Präparateinspannung entwickelt, welche der Hauptforderung des Prüversuchs, die intratendineale Ruptur, bei jedem Reißversuch vollständig erfüllte. Hierbei konnte in Vorversuchen die Bedeutung der rechtwinkligen Einspannung des Kalkaneus zur Achillessehne, entsprechend der Neutralstellung des Fußes, als Voraussetzung für eine intratendinealen Ruptur gefunden werden. Bei anderer Einspannung kam es zu kalkanearen Ausrissen bei Maximalkräften von 2250–3000 N.

Der flüssiggefrorene muskulotendinöse Block bereitete im Versuch keinerlei Probleme. Mittels der UPM konnte erstmalig ein genormter, reproduzierbarer Testablauf mit der Option einer computergesteuerten Datenerfassung gewährleistet werden.

Im Gegensatz zu den Ergebnissen aus der Literatur konnten bei diesem Versuchsablauf (dynamischer Reißversuch mit 1000 mm/min, statischer Reißversuch mit 100 mm/min) keine statistisch signifikanten Unterschiede der maximalen Reißkraft weder in der statischen und dynamischen Prüfung noch im Vergleich der beiden Alterskollektive gefunden werden. Zwar konnten höhere Maximalkräfte bei den „jüngeren Sehnen" und bei höherer Reißgeschwindigkeit nachgewiesen werden, welche jedoch nicht das statistische Signifikanzniveau erreichten. Die größte gemessene Reißkraft war mit fast 7000 N noch mehr als 2000 N unter der von Wilhelm et al. gemessenen Maximalkraft. Eine mögliche Erklärung könnte eine höhere Reißgeschwindigkeit beim Versuchsaufbau von Wilhelm sein, wobei diese jedoch nicht exakt gemessen werden konnte.

Signifikante Unterschiede konnten bei der Steifigkeit der Sehnen festgestellt werden, die im Alter deutlich höher ist. Die Elongation der Sehne im Reißversuch ist ebenfalls signifikant abhängig von der Reißgeschwindigkeit, wobei eine langsamere Geschwindigkeit zu einer größeren Elongation führt. In der Gruppe I (<35 Jahre) konnte eine größere Elongation im Vergleich zur Gruppe II festgestellt werden, ohne daß das Signifikanzniveau erreicht wurde. Die in der Literatur [213, 251, 252, 265, 284] angegebene Elongation von etwa 7–15% der Ausgangslänge unterscheidet sich scheinbar deutlich von den in dieser Untersuchung gemessenen Werten (38–55%), was sich aber aus der unterschiedlichen Meßmethode der Sehnenlänge (Literatur 10–15 cm/Studie 5–6 cm) erklärt. Setzt man wie in der Literatur die Sehnenlänge doppelt lang an, so relativiert sich die Elongation mit 19–27% auf höhere Werte. Anzumerken ist jedoch, daß bei diesen Versuchen Sollbruchstellen in die Sehne gesetzt wurden; demzufolge erscheinen die gewonnenen Daten realistisch.

Analog zur Elongation konnte auch bei langsamerer Reißgeschwindigkeit und in der Gruppe II eine größere Dehnung gemessen werden, welche jedoch nicht signifikant war. Die Energie zum Zerreißen der Sehne zeigte in der Gruppe I und bei langsameren Geschwindigkeiten (100 mm/min) höhere Beträge ohne statistische Signifikanz. Ebenfalls keine signifikanten Unterschiede konnten bei der Berechnung des E-Moduls gefunden werden, wobei in der Gruppe I (<35 Jahre) bei der hohen Reißgeschwindigkeit die höchsten Werte auftraten.

Die in dieser Untersuchung gemessene Reißfestigkeit (40–63 N/mm^2) liegt unter den von Wilhelm et al. [275] errechneten Werten, entsprechen jedoch den Untersuchungen von Yamada [284].

Die in der Literatur [251, 252, 275, 276] angeführte Alteration der biomechanischen Eigenschaften konnte bis auf eine Zunahme der Steifigkeit nicht bestätigt werden. Der in der Auswahl der Präparate beachtete Aktivitätsgrad der Verstorbenen läßt die Vermutung zu, daß eine mit dem Alter häufig einhergehende Inaktivität erheblich größeren Einfluß auf die Sehneneigenschaft hat, als das Alter an sich.

Zusammenfassend gesehen, halten die in der Literatur unter technisch problematischeren Bedingungen gewonnenen Ergebnisse einer exakten biomechanischen und statistischen Überprüfung nicht stand, wobei unter den heutigen Möglichkeiten ein noch größeres Kollektiv überprüft werden sollte, um Unterschiede und Signifikanzen dieser Studie noch stärker zu akzentuieren.

7 Tierexperimentelle Untersuchung am Kaninchenmodell: Vergleich von Evaluation der Achillessehnenheilung mit biomechanischer Testung und lichtmikroskopischer Analyse

7.1 Einleitung und Fragestellung

Zahlreiche Publikationen haben sich tierexperimentell mit dem Problem der Achillessehnenheilung beschäftigt. Die Fragestellungen bezogen sich hierbei natürlicherweise auf den Vergleich zwischen operativer und rein immobilisierender Behandlung der Ruptur. Seit den 80er Jahren waren zusätzlich der Einsatz von Fibrinklebung sowie von autologen Achillessehnenprothesen im Sinne einer Augmentation Gegenstand wissenschaftlicher Untersuchungen.

Einheitlich wurde als Tiermodell, in der Mehrzahl der Fälle das Kaninchen, gewählt, als zweites Untersuchungsmodell wurde die Achillessehne der Ratte untersucht [51, 73, 119, 158, 165, 280]. Erste Arbeiten zu den biomechanischen Eigenschaften von Kaninchenachillessehnen stammen von McMaster [161], der eine Reißfestigkeit von gesunden Achillessehnen mit 179,9 N feststellen konnte. Viidik [265] fand bei „trainierten" Kaninchen mit 337,5 N eine weitaus höhere Reißfestigkeit, wobei jedoch 34 von 37 Sehnen im Reißversuch kalkanear ausrissen. Bonutti et al. [30] fanden, daß durch verschiedene Nahtformen (alleinige Kessler-Naht in Kombination mit zusätzlichen Nähten oder mit Isobutylcyanoacrylat-Kleber) Kräfte zwischen 12 und 40 N benötigt wurden, um eine erneute Ruptur zu erreichen. Die Schwierigkeiten der Vergleichbarkeit der biomechanischen Eigenschaften in der Literatur liegt in den unterschiedlichen Versuchsbedingungen, d. h. die Immobilisierung variiert von 3–10 Wochen.

Parallel dazu wurde bei manchen Studien überhaupt keine Protektion der allein tenotomierten oder der genähten Sehne durchgeführt [148, 179, 180]. In einem Fall erfolgte nur eine Tenotomie der Plantarissehne ohne eine Durchtrennung der Achillessehne, welche somit im Sinne einer Stressprotektion agierte [42]. Ein wesentlicher Nachteil mehrerer experimenteller Studien war die sofortige mechanische Testung der in Heilung begriffenen Sehnen nach Gipsabnahme, ohne eine weitere Phase der Regeneration und Konsolidierung durch mobile, funktionelle Belastung abzuwarten. Dadurch entfallen leider Erkenntnisse über die Wirkung der funktionellen Beanspruchung auf die Sehnenheilung, welche sicherlich wesentliche Aspekte für die entsprechende Therapie beim Menschen erbracht hätte.

Ein weiterer Mangel in der Versuchsanordnung ist die Technik der Tenotomie. Uniform wurde eine einfache quere Tenotomie der Sehne durchgeführt, welche aber in keiner Weise vergleichbar mit der ausgefransten Ruptur beim Menschen ist. Gerade durch diesen „mop-end-tear" ist zum einen von einem größeren Nekrosebereich auszugehen, welcher sicherlich Einfluß auf die frühe Sehnenheilung hat. Zum anderen kann jedoch durch die Oberflächenvergrößerung der aufgefaserten Sehnenstümpfe gerade bei der konservativen Behandlung bessere Voraussetzung für eine stabile Sehnenheilung bestehen.

7.1 Einleitung und Fragestellung

Gerade radiographische Untersuchungen mittels Metalldraht im Sehnenstumpfbereich von Nyström u. Holmlund [180] haben sowohl eine Separation der genähten als auch der nicht genähten Stümpfe gezeigt. Bei dieser Studie zeigte sich eine erhebliche Separation der Sehnenstümpfe innerhalb der 1. Woche von bis zu 20 mm, aber auch bei einer operativen Versorgung mit Naht fand sich eine Separation von bis zu 10 mm. Diese Separation konnte in einer Untersuchung von Wählby [267] durch eine MacLauglin-Naht im Sinne einer Zuggurtung signifikant reduziert werden.

Aufgrund dieser Vielfalt der Versuchsbedingungen sind auch die Ergebnisse der biomechanischen Testung inhärent. Brown et al. [35] fanden für die Kontrollseite eine Reißkraft von 341 N bei einer Standardabweichung von 78,8 N. Die verletzten Sehnen (operiert und konservativ) zeigten nach 10 Wochen Gipsimmobilisation eine drastische Reduktion der Reißkraft und der elastischen Steifigkeit der Sehne auf etwa 20–30% der Kontrollgruppe. Auffallend war auch die Reduktion der Sehnenreißkraft durch alleinige Gipsimmobilisation ohne Tenotomie auf 63% im Vergleich zur Kontrollgruppe, was schon die Schwächung der Sehne durch Immobilisation dokumentiert.

Weder die chirurgische Naht, noch eine zusätzliche Augmentation mit einem Polytetrafluoräthylen Transplantat erbrachten eine signifikante Verbesserung der Reißfestigkeit oder des Elastizitätsmoduls der heilenden Sehne zu dem Zeitpunkt. Auch diese Versuchsanordnung mit querer Tenotomie führte zu einer Längenzunahme von 2,9 mm für die operierten Tiere gegenüber 10 mm bei den konservativ behandelten Rupturen.

In einer weiteren Studie dieser Pittsburgher Arbeitsgruppe [211] wurde nach 10wöchiger Immobilisierung eine funktionelle Belastungsperiode von wiederum 10 Wochen angeschlossen. Bei der biomechanischen Testung ergaben sich unter diesen Versuchsbedingungen wiederum keine signifikante Unterschiede zwischen den operierten Gruppen (Naht oder Naht und Polyglactinnetz) und den konservativ behandelten Rupturen. Im Vergleich zu den vorhergehenden Versuchen konnten aufgrund der Belastungsphase ohne Gips nunmehr Reißfestigkeiten in allen Gruppen festgestellt werden, welche mit 63 (Naht und Polyglactinnetz), 68 (konservativ) und 73% (alleinige Naht) mehr als doppelt so hoch lagen.

Bei allen Experimenten, wo durch resorbierbare Materialien (Polyglactin, Polygycolsäure, Dacron) oder durch autologe oder xenogene Sehnentransplantate eine Augmentation durchgeführt wurde, konnte keine signifikante Verbesserung der biomechanischen Eigenschaften der Sehnenheilung erzielt werden [35, 115, 211, 212, 253]. Ein vollständig abweichendes Konzept der Evaluation der Sehnenheilung führten Mabit et al. [148] durch, indem sie auf eine Protektion der in verschiedenen Techniken (Bunnell-, Kessler- und H-förmige-Naht) genähten Ruptur verzichteten und die Kaninchen sofort frei bewegen ließen. Biomechanische Testungen erfolgten nach 10, 21 und 60 Tagen, wobei die Reißkraft nach 60 Tagen fast 80% der normalen Vergleichssehne erreichten. Aussagen über das Ausmaß der Sehnenverlängerung wurden nicht gemacht.

Die Untersuchungen des Fibrinklebesystems am Tiermodell lassen aufgrund erheblicher technischer Probleme bei der biomechanischen Testung keine repräsentativen Rückschlüsse auf die Leistungsfähigkeit dieser Methode zu. Bösch et al. [29] führten vergleichende Untersuchungen zwischen Fibrin-geklebten und genähten Achillessehnenrupturen am Kaninchenmodell mit postoperativer Immobilisierung durch.

Die Analyse der Reißkräfte nach 1 und 2 Wochen zeigten keine signifikanten Unterschiede, jedoch war ein Reißversuch nach 4 Wochen aufgrund insuffizienter proximaler Fixierung des Muskel-Sehnen-Übergangs technisch nicht durchführbar. Weitere Versuche von Blume [26] und Arienti et al. [7] wurden am Rattenmodell in einem Untersuchungszeitraum von 4 Wochen durchgeführt. Auch diese Studien ergaben keine Signifikanzen.

Die Bedeutung der Rupturlokalisation war Gegenstand der Untersuchungen von Kuschner et al. [133]. Tenotomien wurden in dieser Studie (Kaninchenmodell) am muskulotendinealen Übergang, in der Sehnenmitte und proximal der kalkanearen Insertion durchgeführt. Eine Sehnennaht erfolgte nicht. Nach einer Immobilisationsphase von 4 Wochen erfolgte die biomechanische Testung, wobei es jedoch schon bei der Überprüfung der Kontrollgruppe zu muskulären Ausrissen aus der proximalen Fixierung bei 105 N in 24 von 27 Fällen kam. Die Reißprüfungen nach 4 Wochen spiegelten die angeführten Probleme wider, da nur 7 Sehnen ($n=27$) in dem vormaligen Tenotomiebereich rupturierten und die meisten Fälle im Muskel ausrissen oder zu einer kalkanearen Ausrißfraktur führten ($n=20$). Die so gewonnenen Erkenntnis, daß 4 Wochen nach Tenotomie der muskulotendineale Übergang oder der Sehnen-Kalkaneus-Komplex die Schwachstellen der Bewegungskette sein sollen, ist kritisch zu sehen.

Andere experimentelle Arbeiten am Kaninchenmodell beschäftigten sich mit dem Einfluß durch Anwendung von Ultraschall sowie Applikation von Indomethacin auf die Sehnenheilung. Enwemeka [72, 73] konnte bei einer täglichen Ultraschallbestrahlung (1 MHz) von 1 W/cm^{-2} für 5 min eine höhere Zugfestigkeit für die nach Tenotomie bestrahlten Tiere innerhalb der ersten 10 Tage nachweisen. Thomas et al. [256] wendeten orale Indomethacingaben bis zu 6 Wochen an, ohne einen therapeutischen, aber auch keinen störenden Effekt im Vergleich zur Kontrollgruppe zu erzielen.

Histologie

Die prinzipielle Vergleichbarkeit der Modelle „Heilung der Achillessehnenruptur bei Mensch und Kaninchen" ist Diskussionsgrundlage zahlreicher Arbeiten. Schnellere Heilungsvorgänge müssen beim Kleintier angenommen werden, wobei die Erfahrung histologischer Reihenkontrollen in der Tendenz für eine annähernde Halbierung oder Drittelung der zeitlichen Dimensionen des Heilvorgangs sprechen (12 Wochen beim Menschen entsprechen evtl. 4 Wochen beim Kaninchen).

Histologische Verlaufskontrollen der Sehnenheilung zeigen die Bedeutung des Sehnengleitgewebes und des Sehnenscheidenköchers als Ausgangspunkt der frühen Revaskularisierung der Heilungszone [14, 260]. Aus der Sicht der Gefäßversorgung erscheint das gut vaskularisierte Umgebungsgewebe bei weitem essentieller für die früh-posttraumatische Induktion und Ernährung des „Granulationsinterponats" als die in letzeres eingebetteten Sehnenstümpfe, von denen keine Gewebe- oder Gefäßneubildung ausgeht.

Die Histologie des Heilungsverlaufs zeigt unter verschiedensten Therapieansätzen die Auffüllung der – auch bei operativer Readaptation noch vorhandenen – rupturbedingten Kontinuitätsunterbrechung durch ein unspezifisches, lockeres und zellreiches Bindegewebe. Dieses ist Grundlage der später voll belastungsfähigen Sehnennarbe.

Eine früher vermutete rasch posttraumatische Degeneration der (nicht-operativ behandelten) Sehnenstümpfe unter dem Einfluß der Synovialflüssigkeit in der geschlossenen Sehnenscheide kann ausgeschlossen werden [137].

Aus den Sehnenenden findet keine Gefäßeinsprossung in die Heilungszone statt. Vielmehr werden die Stümpfe aus dem Kapillarnetz des Regenerats (re-)vaskularisiert [137]. Dasselbe gilt für die denkbare kollagene Faserbildungspotenz der Stümpfe [141]. Das die

7.1 Einleitung und Fragestellung

Defektstrecke frühzeitig auffüllende Granulationsgewebe nimmt seinen Ursprung in Quantität und Qualität vom Peritenon [20], die Stümpfe werden durch neugebildete kollagene Fasern des Regenerats passiv muffenartig umschlossen und an das Regenerat angekoppelt.

Die Narbengewebereifung ist nach lichtmikroskopischen Kriterien in einige wenige charakteristische Stadien unterteilbar:

- Granulation mit initialer Kapillarisierung nach 3–4 Tagen [137] und baldiger Fibrillogenese durch eingewanderte Fibroblasten in der ersten bis 2. Woche.
- Fibrillenausrichtung ab der 3. Woche [72] bzw. Verminderung der Ausrichtung unter Fortbestehen des Granulationsgewebes bei 10wöchiger Gipsimmobilisation [211].
- Umwandlung in eine belastungsfähige Narbe ab 3. bis 4. Woche.

Auf der Basis der genannten Befunde erscheint das Konzept der Sehnenheilung per continuitatem beim Menschen fraglich; die Notwendigkeit der operativen Stumpfannäherung scheint daher nur bedingt gegeben.

Der im humanen Therapiekonzept mittlerweile richtungsweisende Effekt der Übung (funktionelle Behandlung) auf Narbenreifung und Faserrekrutierung ist in bislang durchgeführten experimentellen Arbeiten nicht berücksichtigt [148, 258, 259]. Die in der Mehrzahl der operativen Tierversuchsanordnungen übliche starre tibiokalkaneare Transfixation [26] zur Protektion des Rupturbereichs – womöglich mit Antagonistenstillegung durch Patellarsehnendurchtrennung – entspricht nicht dem humanen Therapiemodell [29]. Ebenso kann Klebung und funktionelle Nachbehandlung nur teildurchtrennter Sehnen, wie von Glückert et al. [93] durchgeführt, die natürlich nur minimale Stumpfdiastasen aufweisen, kein ableitungsfähiges Modell der humanen Situation sein.

Da ein Belastungseinfluß offensichtlich zur Faserausrichtung und -verfestigung beiträgt [180], muß in Analogie zur humanen (auch Gehgips-) Behandlung die funktionelle Schienung und freilaufend Herdenhaltung der Versuchstiere gefordert werden, um somit Aussagen über Ausbildung von Fibroblasten und Kollagenfibrillen und deren Strukturierung im zeitlichen Ablauf zu analysieren. Im Rahmen der üblichen Implantat- oder Gipsfixation und Käfighaltung konnte bislang keine Aussage zur qualitativen Sehnenheilung unter frühfunktioneller Belastung und zu einer eventuellen Elongation des Regenerats getroffen werden.

Durch Stallhaltung und Verzicht auf Dauerfixierung kann eine Langzeitbeobachtung der Narbenverfestigung auf 3 Monate erreicht werden, was andere Kaninchenbeobachtungen weit übertrifft [72, 73].

Aus der Durchsicht der Literatur geht hervor, daß das Kaninchen ein geeignetes Tiermodell zur Evaluation der Sehnenheilung darstellt, da die Heilvorgänge übertragbar sind und die biomechanische und histologische Auswertung keine wesentlichen technischen Probleme darstellt. Bezüglich der Versuchsplanung und der zu untersuchenden Parameter erscheinen einige Aspekte in Hinblick auf Übertragbarkeit und klinischer Relevanz noch unberücksichtigt.

Die Besonderheit der Anatomie des Kaninchens ist eine erheblich stärkere Plantarissehne im Vergleich zum Menschen. Während beim Menschen die Sehne nur etwa 1/10 der Stärke im Verhältnis zur Achillessehne ausmacht und somit mechanisch fast bedeutungslos ist, findet sich beim Kaninchen eine Plantarissehne, die etwa der Hälfte der zweibündigen Achillessehne entspricht und einen nicht vernachlässigbaren funktionellen Faktor darstellt. Die Frage der Resektion dieser Sehne, wodurch der Streß ausschließlich auf den

Tenotomiebereich wirkt und nicht durch ein Verbleiben der Plantarissehne erheblich gemindert wird, bleibt bis auf die Arbeit von Kuschner et al. [121] unbeantwortet.

Bei der Achillessehnenruptur beim Menschen findet sich fast ausschließlich ein Reißen der Sehnen im Sinne eines „mop-end-tear", so daß im Tierversuch durch die gerade Tenotomie Bedingungen geschaffen werden, welche der Rupturmorphologie nicht gerecht werden. Zusätzlich erhebt sich die Frage, inwieweit eine Naht an 2 glatten Flächen mit einer Naht an ausgefransten Sehnenstümpfen vergleichbar ist. Noch wichtiger erscheint die durch den Riß veränderte Oberfläche für die konservative Behandlung und die Fibrinklebung. Des weiteren ist von einer stärkeren Nekrosebildung im Rupturbereich auszugehen, welche Einfluß auf die Heilvorgänge haben kann.

Ein wesentlicher Aspekt ist die Käfighaltung der Kaninchen, welche durchgehend in allen Studien angewendet wurde. Die Beschränkung der Beweglichkeit auf 0,3–0,5 m² führt, zusätzlich zur Gipsimmobilisierung, sicher zur keiner Verbesserung der Heilvorgänge und entbehrt jeder Übertragbarkeit auf humane Verhältnisse.

Untersuchungen von Sjöström u. Nyström [221] konnten schwere enzymhistochemische und elektronenmikroskopische Veränderungen im Soleusmuskel bei immobilisiertem und verkürztem Muskel (Gipsimmobilisierung in Kniebeugung und Plantarflexion) feststellen, welche erst nach 5wöchiger Mobilisation nach Entfernung des Gipses eine vermehrte regenerative Aktivität zeigten.

Gerade die Bedeutung der limitierten Mobilisation des Beins im Sinne einer funktionellen Behandlung der Sehnenruptur sowie die Untersuchung der regenerativen Prozesse durch eine adäquate Versuchsdauer nach einer funktionellen oder immobilisierenden Therapie sind bislang in experimentellen Studien nicht ausreichend oder überhaupt nicht berücksichtigt worden.

Bei den vorliegenden Studien wurde in einem Fall eine 6monatige Versuchsdauer [136] in einem weiteren [194] ein 5-Monats-Versuch durchgeführt. Die in diesen Untersuchungen gewonnenen biomechanischen Ergebnisse haben daher für die Übertragung vom Tiermodell auf den Menschen eine erheblich höhere Aussagekraft, da gerade der Frage der Reißfestigkeit der menschlichen Achillessehne in der Rehabilitationsphase besondere Bedeutung zukommt.

Aufgrund der verschiedenen Elastizitätsmodule und Reißfestigkeiten von Muskel, Sehne und Knochen sind die Anforderungen an den biomechanischen Versuchsaufbau sehr hoch. Gerade in der Fixationstechnik im muskulotendinealen und kalkanearen Bereich weist er Abweichungen von Standardtechniken auf, um eine, gerade für die biomechanische Prüfung entscheidende, intratendineale Ruptur zu erreichen.

Desweiteren sollte die Testgeschwindigkeit der einwirkenden Kraft einem impulsartigen Rupturereignis entsprechen, um somit Korrelationen zur Ruptur beim Menschen zu extrapolieren. Nur unter diesen Versuchsbedingungen ergibt der Vergleich der mechanischen Belastbarkeit mit der Kontrollsehne im longitudinalen Versuch Informationen über die Zunahme der Sehnenreißfestigkeit.

Sonographie

Mit Einführung der Ultraschallsonographie hat die objektive Darstellung der Achillessehne einen Quantensprung erfahren, da Rupturmorphologie und Heilverlauf nunmehr endlich sichtbar gemacht werden können. Die Weiterentwicklung der Schallköpfe mit Verbesserung der Nahfokussierung (7,5 und 10 MHz) sowie Verkleinerung der Schallkopfgröße, erlauben nunmehr, trotz der erheblich kleineren Dimensionen, auch die Durchführung einer sonographischen Untersuchung an der Achillessehne des Kaninchens.

Diese neuen Möglichkeiten schaffen Voraussetzungen für die wissenschaftliche Aufarbeitung brennender Fragen, welche gerade durch die klinische Anwendung der Sonographie des Heilverlaufs nach Achillessehnenrupturen entstanden sind.

Gerade bei der Bewertung des Heilverlaufs drängt sich dem Untersucher, ebenso wie dem Patienten, die Frage auf, inwieweit die Veränderungen des sonographischen Bildes Rückschlüsse auf die zunehmende Reißfestigkeit und damit auf die Möglichkeit der vermehrten Belastbarkeit zulassen.

Durch die Kombination von Ultraschalldiagnostik und experimentellen Untersuchungen der Sehnenheilung hinsichtlich der biomechanischen Eigenschaften und der histologischen Veränderungen im Heilverlauf, können möglicherweise Antworten auf die folgenden, entscheidenden Fragen gefunden werden:

1. Welche Korrelationen bestehen zwischen sonographischem Bild und Sehnenreißfestigkeit? Sind Veränderungen im Echoreflexmuster zu erkennen, die einen Rückschluß auf Ausbildung von Kollagenstrukturen und damit auf eine zunehmende Reißfestigkeit zulassen?

2. Welche Korrelationen bestehen zwischen histologischem und sonographischem Bild? Wie stellen sich echoreiche oder echoarme Bezirke im histologischen Bild dar?

3. Welche Veränderungen des Sehnenregenerats und somit der biomechanischen Eigenschaften sind im Laufe der Sehnenheilung zu erwarten, um somit das Therapiekonzept festzulegen?

Die Entwicklung eines funktionellen Behandlungskonzepts mit dem Spezialschuh hat eine erhebliche Verbesserung der Ergebnisse in der konservativen Therapie der Achillessehnenruptur in Hinblick auf die Rerupturrate erbracht. Sowohl in der primär-funktionellen, als auch in der operativ-funktionellen Behandlung, führte diese neu entwickelte Methode zu einem Verkürzen der Rehabilitationsphase mit frühzeitigem Erreichen eines Status ante traumam.

Bisher wurde in keiner experimentellen Studie ein funktionelles Behandlungskonzept mit Protektion des Rupturbereichs, d. h. mit limitierter Bewegung im Sprunggelenk für die Dorsalflexion und Einschränkung der Torsion angewendet, so daß folgende Fragen der experimentellen Analyse bedürfen:

1. Welchen Einfluß hat die funktionelle Behandlung auf die Sehnenheilung und bestehen Unterschiede innerhalb der 3 Standardbehandlungen chirurgische Naht oder Fibrinklebung mit funktioneller Nachbehandlung und der primär-funktionellen Therapie?

2. Ein weiterer Aspekt ist das biomechanische Verhalten der in Heilung begriffenen Achillessehne in einem longitudinalen kontrollierten Versuch über einen Zeitraum von 3 Monaten, der aufgrund technischer Weiterentwicklungen im Bereich der Materialprüfung einer erneuten wissenschaftlichen Untersuchung bedarf.

7.2 Tiermaterial und Tierhaltung

Für die experimentelle Studie wurden ausschließlich ausgewachsene, weibliche Chinchillabastardkaninchen mit einem Gewicht von 2900–3200 g verwendet. Die Tiere wurden unter tierärztlicher Kontrolle bei sauberen hygienischen Bedingungen und ausgewogener Ernährung aufgezogen (Lippische Versuchstierzucht GmbH, 4923 Extertal 1). Nach Überführung in das Zentrale Tierlabor der Medizinischen Hochschule Hannover wurde durch eine tierärztliche Begutachtung der einwandfreie Gesundheitszustand der Versuchstiere attestiert. Die Kaninchen wurden jeweils in Gruppen von 21 Tieren in einem Raum von 25 m^2 Größe gehalten (Abb. 56). Während der Versuchsdauer bestand uneingeschränkte Nahrungs- und Flüssigkeitsaufnahme (Heu, Haferflocken, Herila-Kaninchenfutter, Wasser). Die Tiere konnten sich innerhalb des Raums frei bewegen. Gewichtskontrollen erfolgten einmal pro Woche, ein Verbandswechsel wurde in der Regel 2mal pro Woche durchgeführt.

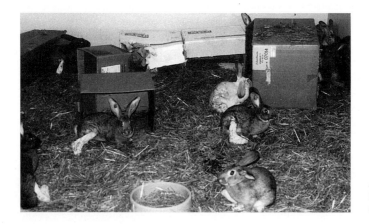

Abb. 56. Gruppenhaltung der Kaninchen

7.2.1 Versuchsgruppen

Das Versuchsprotokoll sah die Untersuchung von 4 verschiedenen Gruppen mit unterschiedlicher Versuchsdauer vor. Innerhalb dieser 4 verschiedenen Gruppen wurden jeweils 3 Untergruppen gebildet, welche differenter Behandlungen unterlagen.

A. Operativ-funktionelle Behandlung mit PDS-Naht (resorbierbares Polydioxanon 5 × 0 (Fa. Ethicon, Hamburg);

B. Operativ-funktionelle Behandlung mit Fibrinklebung (Tissucol Fa. Immuno, Wien);

C. Primär-funktionelle Behandlung

Kontrollgruppe
Als Kontrollgruppe wurden 14 Tiere genommen, entsprechend den unter Tiermaterial und Tierhaltung aufgeführten Kriterien.

7.3 Versuchsprotokoll

Das methodische Vorgehen des Experiments sieht eine sonographische Evaluation, eine biomechanische Testung, eine histologische Untersuchung, sowie eine Gefäßdarstellung im Vergleich in 3 verschiedenen Behandlungsgruppen vor (operativ-funktionelle Behandlung mit PDS-Naht / operativ-funktionelle Behandlung mit Fibrinklebung / primär-funktionelle Behandlung). Jede der Untergruppen besteht aus 7 Tieren, so daß die Gesamtzahl einer Gruppe 21 Tieren beträgt. Die Gruppenzugehörigkeit entspricht einer Versuchsdauer, welche mit der Euthanasierung der entsprechenden Tiere endet. Die 5 verschiedenen Gruppen haben folgende Versuchsdauer und Untersuchungsmodalitäten.

Gruppe 1 (14 Tage, 21 Tiere in 3 Untergruppen)
Operation und sonographische Dokumentation der Tenotomie und der Lage der Sehnenstümpfe, nach 14 Tagen Euthanasierung sowie sonographische Kontrolle, biomechanische Testung und histologische Aufarbeitung im Vergleich zur Gegenseite.

Gruppe 2 (4 Wochen, 21 Tiere in 3 Untergruppen)
Operation und sonographische Dokumentation der Tenotomie und der Lage der Sehnenstümpfe, nach 14 Tagen sonographische Kontrolle des Heilverlaufs, nach 4 Wochen Euthanasierung sowie sonographische Kontrolle, biomechanische Testung und histologische Aufarbeitung im Vergleich zur Gegenseite.

Gruppe 3 (8 Wochen, 21 Tiere in 3 Untergruppen)
Operation und sonographische Dokumentation der Tenotomie und der Lage der Sehnenstümpfe, nach 14 Tagen und 4 Wochen sonographische Kontrolle des Heilverlaufs, nach 8 Wochen Euthanasierung sowie sonographische Kontrolle, biomechanische Testung und histologische Aufarbeitung im Vergleich zur Gegenseite.

Gruppe 4 (12 Wochen, 21 Tiere in 3 Untergruppen)
Operation und sonographische Dokumentation der Tenotomie und der Lage der Sehnenstümpfe, nach 14 Tagen 4 und 8 Wochen sonographische Kontrolle des Heilverlaufs, nach 12 Wochen Euthanasierung sowie sonographische Kontrolle, biomechanische Testung und histologische Aufarbeitung im Vergleich zur Gegenseite.

7.4 Methodisches Vorgehen

Zur Operation wurden die Tiere mit 1 ml Ketamin 0,5% (gleich 0,25 ml/kg KG) prämediziert. Nach Anlage einer intravenösen Verweilkanüle am Ohr wurde mit 10 mg Nembutal (Pentobarbitalnatrium) die Narkose eingeleitet und der rechte Hinterlauf rasiert.

Aufgrund der sehr vulnerablen Haut der Kaninchen wurde zur vollständigen Enthaarung eine weitere Depilierung mit Pilca-Creme durchgeführt. Nach Waschen und Desinfektion wurde unter aseptischen Bedingungen der rechte Hinterlauf steril abgeklebt.

Danach erfolgte die sonographische Darstellung der Achillessehne (Abb. 57), wobei die ventrodorsale Sehnendicke 1,5 cm kranial des Kalkaneus gemessen wurde. Hierbei wurde ein Sonographiegerät (Fa. Picker, 9200) mit einem speziell kleinen Linearschall-

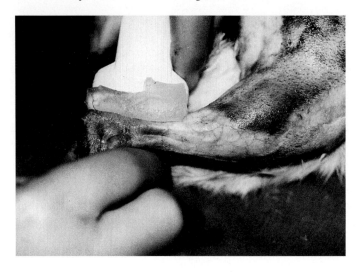

Abb. 57. Sonographische Untersuchungstechnik der Kaninchenachillessehne

kopf verwendet. Zur besseren Schallankopplung mußte ein Weich-PVC der Achillessehne aufgelegt werden.

Die Befunddokumentation erfolgte mittels Laserprintausdruck. In gleicher Technik wurden ebenfalls die sonographischen Kontrollen zum Heilverlauf der Sehnen entsprechend dem Versuchsprotokoll durchgeführt.

Der operative Eingriff (Abb. 58) erfolgte über einen paratendinealen Zugang. Nach Durchtrennung der Faszie wurde die Sehne des M. plantaris reseziert und das Peritendineum sparsam eröffnet. Die nun zweibündige Achillessehne wurde 1 cm proximal der kalkanearen Insertion über eine Länge von 1 cm mit einem spitzen 11er-Skalpell parallel zu Längsachse 4- bis 5mal inzidiert, so daß eine artifizielle Auffaserung der Achillessehne vorproduziert wurde.

Durch die anschließende schräge Tenotomie von etwa 1 cm im Bereich der Längsinzisionen konnte eine Auffaserung der Sehnenstümpfe im Sinne eines „mop-end-tear" geschaffen werden. Eine Verletzung des ventralen Peritendineums wurde immer vermieden.

In den operativ mit Naht versorgten Untergruppen (A) wurden nach der Tenotomie die Sehnenenden mit einer 5 × 0-PDS-Naht in Kleinert-Technik adaptiert. Die operative Versorgung ergab eine stabile Fixierung der Sehnenstümpfe. In keinem Fall ist es bei der Adaptation zu einem Ausreißen der Naht gekommen.

Aufgrund der Auffaserung war ein isolierter Verschluß des Peritendineums technisch nicht durchführbar, so daß anschließend die Faszie fortlaufend mit 5 × 0-PDS genäht wurde. Der Wundverschluß erfolgte mit 4 × 0-Prolene in Einzelknopf-Technik. Über den Wundbereich wurde eine Metallineplatte gelegt. Nach Beendigung der Operation erfolgte erneut eine Sonographie zur Dokumentation der Tenotomie. Den Abschluß bildete ein steriler Verband des Hinterlaufs.

In den mit Fibrinklebung versorgten Untergruppe (B) wurde bis zur Tenotomie das beschriebene operative Standardverfahren angewendet. Es erfolgte danach die Injektion von 1 ml des Fibrinkomplexes in den ventralen „Rupturbereich" sowie an die Sehnenstümpfe. Nach Ausstreichen der Sehnenstümpfe in Plantarflexion der Pfote zeigte sich eine gute Adaptation.

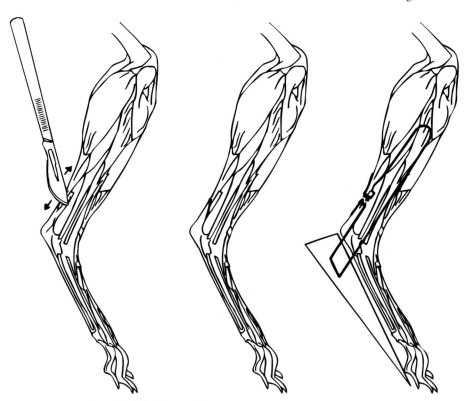

Abb. 58. Operationstechnik der Tenotomie

Der gesamte adaptierte Tenotomiebereich wurde dann mit 1 ml des Fibrinkomplexes versiegelt. Aufgrund des Aufquellens des Fibrins konnte das Peritendineum nicht separat vernäht werden, so daß auch in dieser Gruppe nur die Faszie mit fortlaufender Naht (5 × 0-PDS) verschlossen wurde. Wundverschluß, Sonographie und Verbandstechnik entsprachen der Nahtgruppe.

In der konservativen Gruppe (C) wurde die Tenotomie, Wundverschluß und Sonographie in der beschriebenen Technik durchgeführt, wobei vor der Fasziennaht die Sehnenstümpfe in Plantarflexion ausgestrichen wurden, um eine gute Adaptation zu erzielen.

In allen 3 Gruppen wurde der Hinterlauf durch einen Assistenten in Plantarflexion bis zur Anlage des endgültigen Fixationsverbands gehalten, um beim Nachlassen der Narkose einen Streß oder ein Auseinanderweichen der Sehnenenden zu verhindern.

Die Narkose wurde mit fraktionierter Gabe von insgesamt 60 mg Nembutal während der Operation aufrechterhalten. Postoperativ wurde eine einmalige Gabe von 0,1 mg/kG KG Tardomyocel (Benzylpenicillin/Dihydrostreptomycin) in den linken Hinterlauf intramuskulär durchgeführt.

7.5 Spezialorthese zur funktionellen Behandlung

Um dem Spezialschuh in der klinischen Anwendung (Abb. 59) einem vergleichbaren Konzept im Tierexperiment gegenüberzustellen, wurden folgende Kriterien für das Design einer Spezialorthese für die Kaninchen übertragen. Die wichtigsten Bewegungen, welche für einen ungestörten Heilungsverlauf limitiert werden müssen, sind in erster Linie die Dorsalflexion und zusätzlich die Torsion.

Übertragen auf die Verhältnisse beim Kaninchen müßte also der Hinterlauf mittels eines Keils in eine leichte Plantarflexion gebracht werden und zusätzlich eine seitliche Stabilisierung mittels Plastikstäben erreicht werden. Zur individuellen Fixierung dieser orthetischen Hilfsmittel wurde Elastoplast (Fa. Beiersdorf, Hamburg) verwendet, welches mit einer weiteren Tour Leukotape (Fa. Beiersdorf, Hamburg) verstärkt wurde; die Bewegung im „Kniegelenk" war durch die Orthese nicht limitiert.

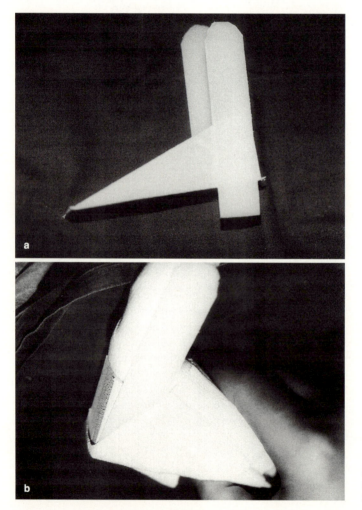

Abb. 59 a, b. Spezialorthese zur funktionellen Behandlung

Die Tiere konnten sich in Gruppen von 21 Kaninchen in dem Raum (25 m²) frei bewegen, so daß im Vergleich mit anderen Studien, welche eine vollständige Immobilisierung des Hinterlaufes durch Gipsverband durchführten, eine funktionelle Beanspruchung des Beins gewährleistet war.

7.6 Biomechanische Prüfung

7.6.1 Prüfaufbau

Die mechanischen Prüfungen (Abb. 60) erfolgten in einer computergesteuerten UPM (Fa. Zwick, Ulm-Eisingen, Typ 445) mit der Möglichkeit überlagerter Zug-, Druck- und Torsionsmessungen, wobei nur die Zugmessungen zur Anwendung kamen. Die UPM weist folgende Spezifikationen auf: 5-1000 N Klasse 1 nach DIN 51221, Teil 1, Bs 1610 Grade A (100–0,4% der Kraftaufnehmer Nennkraft) und Klasse 0,5 (10–2% der Kraftaufnehmer Nennkraft).

Traversenvorschub (spindelgetrieben): 0,2–1000 mm/min. Traversenwegaufnehmer: optoelektronischer, Auflösung 0,01 mm. Displayprozessor (DYP): Abstastfrequenz 300 Hz. PC-Erweiterung: 80386-SX mit Coprozessor. Softwareschnittstelle zum Statistikpaket SPSS/PC+. Bei der biomechanischen Testung wurde die Sehne nach Einspannung einer Vorspannung von 5 N ausgesetzt. Die Prüfgeschwindigkeit betrug 1000 mm/min.

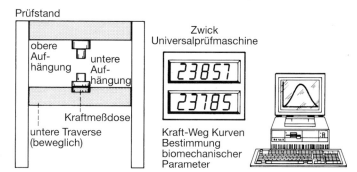

Abb. 60. Schemazeichnung des Meßplatzes zur biomechanischen Prüfung

7.6.2 Präparateinspannung

In zahlreichen Vorversuchen zeigten sich die Hauptprobleme der biomechanischen Untersuchung von Achillessehnen. Über eine Klemmbacke war die Fixation des proximalen muskulotendinealen Übergangs nur bis zu Zugkräften von 100–150 N möglich, da es dann zu einem Ausreißen der Muskulatur kam (Abb. 61).

Das Einspannen des Kalkaneus mittels Klemmbacke führte zu einem Zusammenpressen des spongiösen Knochen, wodurch eine Sollbruchstelle entsteht, welche in ca. 30% der gesunden Kaninchensehnen einen knöchernen Ausriß auslöste.

Die Modifikation des Einspannverfahrens, welches Miles, Grana u. Egle [164] zur Prüfung von Achillessehnen an Ratten inaugurierten, gewährleistete eine sichere intratendineale Ruptur, welche sich in allen Fällen im distalen Anteil ereignete. Bei der angewende-

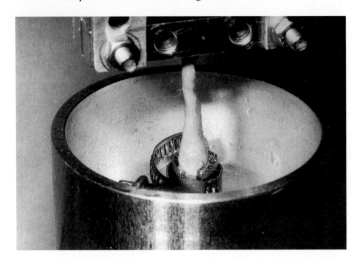

Abb. 61. Prüfaufbau und Präparateinspannung

ten neuen Einspannungsmethode wurde der kalkaneare Anteil in eine Klemmbacke ohne Kompression des Knochens fixiert, wobei die Sehne durch eine Gewindeperforation aufgehängt wurde. Über einen Bolzen wurde die kalkaneare Einspannung mit der Traversen der UPM verbunden.

Die muskulotendineale Befestigung erfolgte über eine Fixation des Muskels in einen geschlitzten Köcher, dessen Innenwände zur besseren Fixation mit einem Gewinde versehen waren. Die Grundform des Köchers war zur Sehne hin konisch, so daß nach Insertion des muskulotendinealen Anteils über eine Kompression des Köchers mittels eines Spannrings dieser Sehnenanteil fixiert wurde. Bei der Befestigung wurde darauf geachtet, daß die Sehne nicht mit eingespannt wurde, um so eine Sollbruchstelle zu vermeiden. Da diese Fixierung den Zugkräften nicht standhielt, wie die Vorversuche zeigten, erfolgte ein Schockeinfrieren des Muskelblocks mit flüssigen Stickstoff, so daß also die Sehne zwischen 2 festen Blöcken für den Reißversuch eingespannt war.

Um das abrupte Einfrieren zu erreichen und aufrechtzuhalten, mußte der Köcher in einem Becher eingeschraubt werden, in welchen der flüssige Stickstoff geschüttet wurde und somit ein Reservoir darstellte. Der Köcher-Becher-Komplex war wiederum mit der Traverse der UPM verbunden. Desweiteren wurde der Köcher aus Aluminium gefertigt, welches eine optimale Temperaturleitung gewährleistete. Nach Einfüllen des Stickstoffs wurde nach einer Latenzzeit von höchstens 60 s der Reißversuch begonnen, um ein Einfrieren der Sehne zu vermeiden, was, wie Vorversuche zeigten, zu Veränderungen der biomechanischen Eigenschaften geführt hätte.

Überprüfungen mit einer Temperatursonde konnten nachweisen, daß die Temperatur in der freien Sehne für mindestens 2 min nach Einfüllen des Stickstoffs die Raumtemperatur von 20–22°C nicht unterschritt.

7.6.3 Meßdaten

Folgende Parameter wurden bei der biomechanischen Untersuchung erfaßt und überprüft:

Achillessehnenquerschnitt (mm²). Mit einem Faden wurde der Umfang der Sehne gemessen und mittels mathematischer Umrechnung der Querschnitt approximiert (Umfang = $2\pi r$, Querschnitt = πr^2).

Länge der Sehne (mm). Gemessen von der dorsokranialen Kalkaneusspitze bis zum Aufspreizen der Sehne in die Gastrocnemiusfasern.

Steifigkeit der Achillessehne (N/mm). Die Steifigkeit wird errechnet aus der Steigung des Kraft-Weg-Diagramms in der jeweiligen Prüfkurve.

Maximale Reißkraft (N) der Achillessehne. Die Maximalkraft erscheint als Wendepunkt in dem Kraft-Weg-Diagramm. Es ist der Zeitpunkt an dem der Großteil der Fasern zerrissen ist.

Maximale Reißkraft oder Höchstspannung (N/mm²) der Achillessehne. Die individuelle Reißkraft der Sehne unabhängig von der Sehnenstärke.

Maximale Energie (J) des Reißversuchs. Die maximale Energie wird aus der Integration der Fläche des Kraft-Weg-Diagramms errechnet.

Elongation der Achillessehne (%). Die Elongation der Achillessehne im Reißversuch beschreibt die Dehnung bis zum Eintritt der Ruptur verglichen mit der Ausgangslänge.

7.7 Histologische Untersuchung in Feinschnittechnik und Paraffineinbettung

Nach Ablauf der jeweiligen Versuchszeiten wurden die Kaninchen in Nembutalnarkose mittels T61-Injektionen sakrifiziert. Danach erfolgte die sofortige Excision des Sehnenregenerats vom muskulären Ursprung bis zum kalkanearen Ansatz unter feinpräparativer Beachtung der Trennschicht Peritenon/Faszie.

Zunächst Aufnahme des in toto unter Längsspannung fixierten Präparats zwecks Anfixation in 2,5%iges, gepuffertes Formaldehyd (Fa. Merck) für 6–24 h. Nach der hierdurch erreichten Gewebeeinsteifung Abtrennen der Sehnenenden und Gewichtsermittlung eines auf 20 mm definierten Rupturzonensegments mittels digitaler Laborwaage (L-610, Fa. Sartorius) (wet weight: abtupftrockenes Feuchtpräparat). Schließlich mediansagittale Längsteilung des Präparats mit Rasiermesser. Nachfixierung in frischem Formalin 5%ig (s. oben).

Nach 7tägiger Durchfixierung in 5%igem, gepuffertem Formaldehyd Orientierung in Siebförmchen und automatisierte Entwässerung in aufsteigender Alkoholreihe mittels Vakuumeinbettautomat Hyper-Center (Fa. Shandon) bis zur Einbettung in Paraffin (Histowax).

Von der sagittalen Schnittfläche her fortlaufend nummerierte Serienschnitte (3 µm Dicke) mittels Rotationsmikrotom (Fa. Reichert-Jung, Typ 4010) unter Verwendung von Einmalmikrotommessern (Fa. Feather).

Aufziehen aus dem Wasserbad auf Eiweißglycerin-behandelte Objektträger. Nach Entparaffinierung wird das Präparat in folgenden Färbungen fixiert: Hämatoxylin-Eosin, van Gieson; Elastica, van Gieson; Masson-Goldner (Bezug aller Farbstoffreagenzien von

Fa. Merck, Darmstadt). Die Mikroskopie und Dokumentation erfolgte am Photomikroskop (Zeiss-4710211) mit Ektachrom-50-Kunstlichtfilmen (Fa. Kodak).

7.8 Ergebnisse

7.8.1 Sonographische Evaluation der Sehnenheilung

Die Analyse der sonographischen Dickenmessung der Sehnenheilung zeigte ein uniformes Bild, sowohl innerhalb der Gruppen bei den verschiedenen Behandlungsmodalitäten als auch in der Zunahme des Sehnen- bzw. Regeneratgewebes während des Heilverlaufs. Ausgehend von einer Sehnendicke zwischen 3,3–3,5 mm kommt es zu einer Verdikkung innerhalb der ersten 14 Tage um 1 mm, danach nimmt die Sehnenstärke um 1 weiteren mm zu und erreicht nach 1 Monat die maximale Sehnenstärke (4,5–6 mm). Das sonographische Bild zeigt während dieser Untersuchungsperioden ein aufgelockertes mit echoarmen Strukturen durchsetztes Bild, wobei sich parallel gerichtete Binnenechos nicht nachweisen lassen. Im weiteren Heilverlauf erscheinen zunehmend parallele Binnenechos, welche eine lockere Ausrichtung aufweisen. Einhergehend mit dieser strukturellen Änderung ist eine Abnahme der Sehnendicke auf 4–4,8 mm nach 2 Monaten. Nach 3 Monaten findet sich eine weitere Verbesserung der Sehnenstruktur mit sichtbarer Darstellung von parallelen Binnenechos, die Sehnendicke nimmt im Rahmen dieser Ausrichtung wieder um 1 mm ab und erreicht Werte von 3,6–3,8 mm. Innerhalb der einzelnen Behandlungsmodalitäten fanden sich keine statistisch nachweisbaren Signifikanzen (Abb. 62).

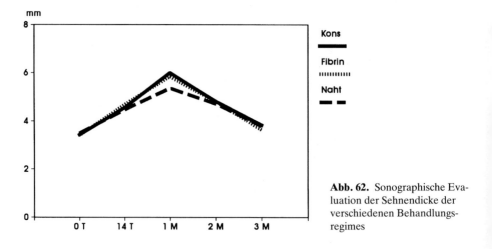

Abb. 62. Sonographische Evaluation der Sehnendicke der verschiedenen Behandlungsregimes

7.8.2 Lichtmikroskopische Analyse

14 Tage (Abb. 63)
In der *konservativ* behandelten Gruppe zeigen die Sehnenstümpfe bereits kollagenes Fasergewebe, was angesichts der blaß-zarten Bindegewebeanfärbbarkeit der Trichromfärbungen noch als jung, aufgrund der Faserdicke und bündelartigen Ausrichtung aber

schon als reifend charakterisiert werden kann. Der Verlauf ist zwar noch teilweise ungerichtet, in Abschnitten (v. a. im längszugbelasteten Mittelabschnitt des „gap") jedoch schon in Längsorientierung begriffen.

Der Zellgehalt hat ein deutliches Übergewicht an spindelförmigen jungen Fibroblasten, deren hell-strukturiertes Zytoplasma auf die aktuelle Matrixproduktion schließen läßt. Das Neosehnengewebe findet Anschluß an die proximalen und distalen Stumpfbündel und organisiert diese durch Invasion entlang der Altsehnensepten.

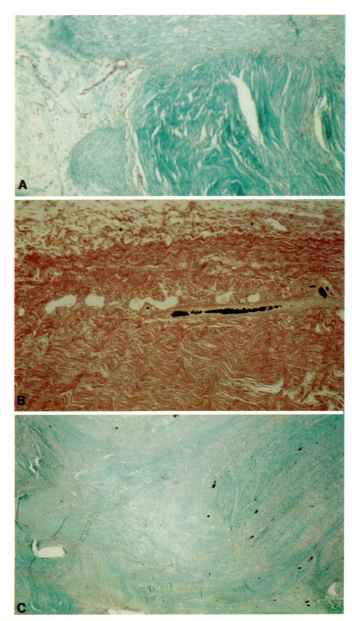

Abb. 63 A–C.
Histologischer Schnitt nach 14 Tagen.
A Konservativ, Masson-Goldner, Vergr. 100:1: Spitze des proximalen Stumpfes: *rechts* in lockeres, kapillarreiches Bindegewebe mit beginnender Faserbildung eingebettet.
B Fibringeklebt, Van Gieson-Elastica, Vergr. 100:1. Arterielle Tuscheinjektion, proximaler Stumpf: (*unten*), angrenzende „Muffe" aus frischem Granulationsgewebe mit weitlumiger Vaskularisierung aus dorsaler Arterie.
C Nahtgruppe, Masson-Goldner, Vergr. 25:1. Tuscheinjektion, auseinandergewichene Sehnenstümpfe rechts kranial, links kaudal mit dazwischenliegendem frischen Granulationsgewebe

Das „Altgewebe" selbst weist keine vermehrte Regenerationsaktivität auf: Zellen sind nur als alte, ruhende, randständige Fibrozyten (Tenozyten) vereinzelt erkennbar; in Rupturnähe mit Zeichen des Zellunterganges. Kapillar- und Faseranschluß ist an diesen Grenzflächen vom Regenerat aus erkennbar. Ursprung der Regeneratgewebebildung ist die dorsale Restsehnenscheide, welche auch die Gefäßversorgung liefert.

Für *fibringeklebte* Sehnen gilt dieselbe Gewebebeschreibung bis auf amorphe Ablagerungen von Fibrinkleberdepots im Regeneratgewebe, wobei letztere die ersten im Faserverlauf umfließen und wie ein Hindernis umgehen. Hierduch ist eine vermehrte Schlingen- und Quirlbildung der jungen Fasern sowie eine hieraus resultierende Verdickung des Gesamtregenerats bedingt. Grenzflächig zeigten sich einzelne Fremdkörperriesenzellen, aber keine vermehrten Rundzellinfiltrate im Sinne einer chronischen Entzündung.

Die Stumpfenden erscheinen im Vergleich mit der konservativ behandelten Gruppe umfangreicher und aktiver organisiert, woraus auch eine bessere muffenartige Umscheidung der Stümpfe mit Regeneratgewebe zu erklären ist. Durch Tuscheinjektion ist die Vaskularisierungsrichtung „Sehnenscheide – Regenerat – Invasionszone – Stumpfgewebe" nachzuweisen.

In der *operativ* mit Naht versorgten Gruppe ist zunächst die mehrere Millimeter betragende Dehiszenz der ursprünglich nahtadaptierten Sehnenstümpfe auffällig. Der hierdurch entstandene „gap" ist durch das oben beschriebene Regeneratgewebe desselben Reifungsgrades ausgefüllt.

Dieses erscheint im Vergleich vermehrt längsgestreckt und weist Dehnungszonen mit Abscherung der Neosehnenbündel auf; die hier entstandenen Spalten und Lücken sind mit lockerem Bindegewebe aufgefüllt, das noch reichlich vaskularisiert ist und durch größeren Rundzellgehalt (Gewebemakrophagen, Histiozyten u. ä.) vereinzelte spindelige Fibroblasten sowie erst beginnende zarte Interzellularfaserbildung als junges Bindegewebe eines früheren Reifungsstadiums charakterisiert ist.

Reste des resorbierbaren Nahtmaterials liegen als amorphe Inseln im Stumpfgewebe vor. Im Querschnitt sind die Fäden von jungen Faserzügen spiralig umschlungen; direkt ummantelt werden sie von lockerem Bindegewebe mit reichlich Makrophagen, Plasmazellen und Fremdkörperriesenzellen.

Das Altsehnengewebe in Stichkanalumgebung erscheint komprimiert und stellenweise nekrobiotisch. Durch Zug der Naht aufgerissene Spalten im Stumpffaserverlauf sind bereits durch Neogewebeinvasion in Organisation begriffen.

1 Monat (Abb. 64)
In der *konservativ* behandelten Gruppe sieht man die beginnende Verdichtung der kollagenen Fasern in parallel gelagerte Bänder mit allmählicher Verdrängung der Fibroblasten an den Rand derselben. Durch Verbleib von gefäßführendem lockerem Bindegewebe kommt es zur initialen Septenbildung in Neosehnengewebe.

In den *fibringeklebten* Sehnen sind Rest von Fibrinkleberdepots nicht mehr erkennbar, nur noch Inseln von schlechter durchstrukturiertem Regeneratgewebe an Stellen ehemaliger Resorption. Ansonsten zeigt sich eine gleichartige Bindegewebereifung, wie oben beschrieben und ebenfalls stellt sich der Anschluß und die Einheilung des Sehnenregenerats in die „Altsehnenstümpfe" mit resorptiven Vorgängen (Fremdkörperriesenzellen) im nekrobiotischen endständigen Sehnenstumpfgewebe dar.

In der *Naht*gruppe ist die Auffüllung des „Dehiszenzgap" mit Regenerat abgeschlossen, wobei im Stumpfspitzenbereich noch spitzwinklige, ehemalige Abscherregionen mit unreiferem, unregelmäßigem Bindegewebe deutlich erkennbar ist. An quergetroffenen Stichkanälen finden sich noch ausgeprägte Zeichen der Nahtdurchschneidung durch nekrobiotisches, komprimiertes Altsehnengewebe mit monozytären Infiltraten der Resorptionszone.

2 Monate (Abb. 65)
Die *konservative* Gruppe zeigt eine Ausbildung von definitivem Sehnengewebe in der Regeneratzone mit dünnen Bindegewebesepten (Endotendineum) und weitgehend vollzogenem Anschluß ans Altsehnengewebe der Stumpfenden. Anstelle der zytoplasmareichen Fibroblasten des juvenilen Sehnengewebes sind nun eher randständige schlanke und kleinkernige Zellen zu sehen, die nun als ruhende Fibrozyten bzw. Tenozyten bezeichnet werden können. Das Altsehnengewebe der Stümpfe ist von den einsprossenden kapillarführenden Regeneratzapfen aus organisiert und an dessen Gewebeverbund kontinuierlich angeschlossen.

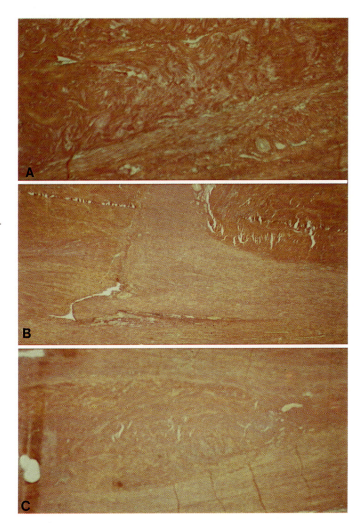

Abb. 64 A–C.
Histologischer Schnitt nach 1 Monat.
A Konservativ, van Gieson-Elastica, Vergr. 100:1. Grenzfläche des proximalen Sehnenstumpfes (*unten*) zum Regenerat, beginnende Faserorientierung im Regenerat.
B Fibringeklebt, van Gieson-Elastica, Vergr. 25:1. proximales Stumpfende (*rechts oben*): eingebettet in eine breite „Muffe" aus festem Regeneratgewebe mit unruhiger Strukturierung (*links*).
C Nahtgruppe, van Gieson-Elastica, Vergr. 25:1: Gesamtübersicht des distalen Sehnenstumpfes: Einbettung des völlig dehiszenten Stumpfes in eine breite Regeneratmuffe, Nahtstichkanal (*links*)

In der *Fibrinklebergruppe* liegt gleichartig ausgereiftes Neosehnengewebe vor, welches vom Gesamtumfang her noch verdickt ist. Im Vergleich zur Vorgruppe erscheint das Regenerat noch etwas zellreicher und unregelmäßiger faserstrukturiert. Im Neosehnengewebe liegen vermehrt sehr zellreiche, kapillarführende Bindegewebezonen vor.

In der *Nahtgruppe* finden sich ebenfalls gleichartig ausgereiftes und dünn septiertes Neosehnengewebe mit noch vorhandenen Nahtresorptionszonen, wobei sowohl altes

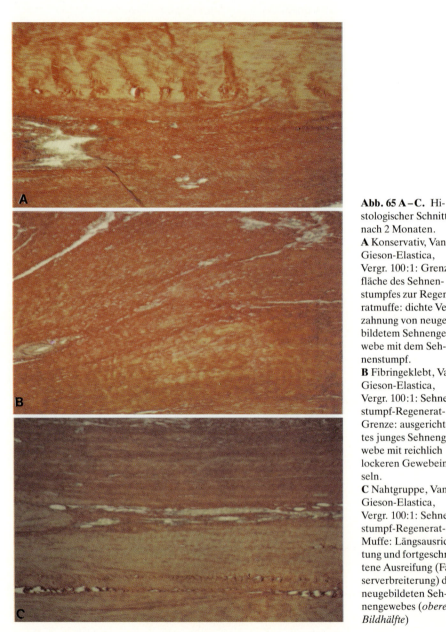

Abb. 65 A–C. Histologischer Schnitt nach 2 Monaten. **A** Konservativ, Van Gieson-Elastica, Vergr. 100:1: Grenzfläche des Sehnenstumpfes zur Regeneratmuffe: dichte Verzahnung von neugebildetem Sehnengewebe mit dem Sehnenstumpf. **B** Fibringeklebt, Van Gieson-Elastica, Vergr. 100:1: Sehnenstumpf-Regenerat-Grenze: ausgerichtetes junges Sehnengewebe mit reichlich lockeren Gewebeinseln. **C** Nahtgruppe, Van Gieson-Elastica, Vergr. 100:1: Sehnenstumpf-Regenerat-Muffe: Längsausrichtung und fortgeschrittene Ausreifung (Faserverbreiterung) des neugebildeten Sehnengewebes (*obere Bildhälfte*)

Stumpfgewebe wie auch Regenerat in der Umgebung ehemaliger Stichkanäle quirlartig und komprimiert stukturiert sind.

3 Monate (Abb. 66)
Der *konservativen* Gruppe liegt im gesamten Sehnenregenerat ein homogen längsstrukturiertes Sehnengewebe vor, das nur noch an einigen färbetechnischen Details vom

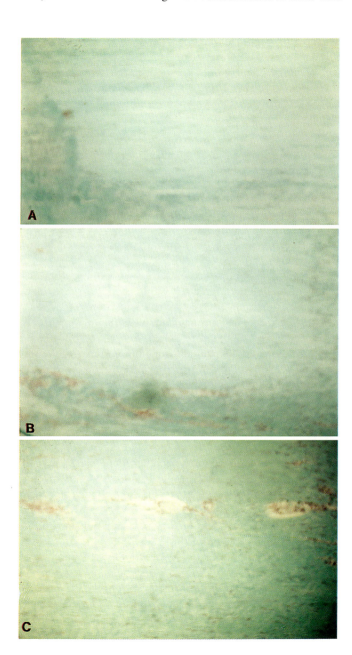

Abb. 66 A–C.
Histologischer Schnitt nach 3 Monaten.
A Konservativ, Masson-Goldner, Vergr. 100:1: ausgereiftes Sehnenregeneratgewebe am proximalen Rupturstumpf. Nur schmale bindegewebige Septen (Endotendineum).
B Fibringeklebt, Masson-Goldner, Vergr. 100:1: Regenerat mit gefäßreichen, breiteren Bindegewebssepten und Fremdkörperriesenzellen.
C Nahtgruppe, Masson-Goldner, Vergr. 100:1: Regenerat mit Resorptionsvakuolen und Fremdkörperriesenzellen

ortsständigen Stumpfgewebe unterschieden werden kann. Fibrozyten sind weiterhin rarefiziert und zu randständigen Tenozyten geworden.

Die *Fibringruppe* zeigt prinzipiell gleichartig ausgereiftes Regeneratgewebe, welches wiederum ein zellreicheres Bild vermittelt, war v. a. durch vermehrte Einstreuung von offensichtlich resorptiv-tätigen monozytären Zellen herrührt. Der Durchmesser, der zuvor auffällig verbreiterten Regeneratmuffe gleicht sich dem der anderen Behandlungsgruppe an.

In der *Nahtgruppe* besteht das Regenerat aus gleichweit differenziertem, reifem Sehnengewebe, vergleichbar mit dem der anderen Behandlungsgruppen. Die Gleichmäßigkeit der Fasertextur wird noch durch Resorptionsvakuolen und Fremdkörperriesenzellen, welche aufgrund ihrer Lokalisation mit Nahtmaterialresiduen assoziiert sind, betont.

Insgesamt bestehen keine wesentlichen Unterschiede mehr im histologischen Erscheinungsbild der 3 Therapieformen, d. h., von einem Ausheilungszustand kann ausgegangen werden.

Diskussion

Die speziesabhängige, erheblich raschere Heilungs- und Resorptionspotenz des Kaninchengewebes führt nach spätestens 2 Monaten zur voll belastungsfähigen Regeneratheilung des Sehnendefekts. Hierbei kommt dem Längszug der funktionellen Belastung offensichtlich Bedeutung für die belastungsangepaßte Faserausrichtung und -reifung im Regenerat zu.

Nachteile des Nahtmaterialeinsatzes aus histologischer Sicht sind trotz Anwendung einer minimaltraumatisierenden Nahttechnik zu sehen in Durchwanderung (-schneidung) der Stumpfenden schon wenige Tage postoperativ mit Ausbildung einer Stumpfdehiszenz, die denen in nicht genähten Rupturssituationen entspricht und hier allerdings zum sekundären Auseinanderweichen des bereits gebildeten Frühregenerats führt. Diese dehiszenzbedingte sekundäre Störung des Regeneratgewebes bei Naht verursacht eine unregelmäßigere Kollagentextur als in nicht genähten Verletzungen. Die enorme Bedeutung eines intakten Sehnenscheidenköchers als nutritive Quelle von Regeneratgewebe, „Muffe" und Neosehne konnte entsprechend den Befunden [14, 260] gezeigt werden.

Brown et al. [35] fanden nach 10wöchiger Gipsimmobilisation in der genähten Gruppe unvollständige Kollagenfaserformationen und einheitlich geringe Faserbildung in der konservativ behandelten Gruppe.

Roberts et al. [211] konnten nach Gipsimmobilisation und zusätzlicher Mobilisation der Kaninchen für weitere 10 Wochen in der konservativen Gruppe einen Verlust der Faserausrichtung feststellen. Im Rupturbereich fand sich ungeordnetes Granulationsgewebe und proliferierende Gefäße. In der operativen Gruppe zeigte sich desorganisiertes Granulationsgewebe, wobei Lymphozyteninfiltrate im Bereich der Nähte zu sehen waren. Die mit Vicrylnetz verstärken Sehnennähte zeigten auch nur ungeordnetes Granulationsgewebe mit diffusen lymphozytären Aggregationen. Das Vicrylnetz war nicht mehr nachweisbar.

Bösch et al. [29] führten nach alleiniger Naht als auch in der Kombination Naht/-Fibrinklebung post operationem eine Spickdrahtfixierung und Durchtrennung des Lig. patellae zur Immobilisation durch. Die histologische Begutachtung zeigte nach 1 Woche eine Überbrückung der Tenotomie mit gefäß- und mitosereichem, zelldichtem Granulations-

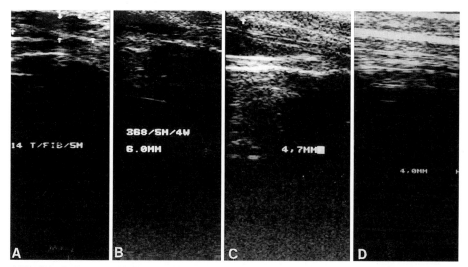

Abb. 67 a–d. Sonographische Darstellung des Heilverlaufs nach 14 Tagen, 1, 2 und 3 Monaten (Nahtbehandlung). **a** 14 Tage: sichtbare echoarme Überbrückung der Sehnenstümpfe, **b** 1 Monat: aufgelockerte Sehnenstruktur, **c** 2 Monate: zunehmende echoreiche Binnenreflexe, **d** 3 Monate: zunehmende Ausrichtung der Faserstruktur

gewebe, des weiteren neugebildete geringgradig geschlängelte Fasern und Fibroblasten. Nach 2 Wochen bestand die gleiche Zelldichte, die Fibroblastenkerne sind deutlich spindliger und die Fasern gröber. Nach 4 Wochen zeigte sich eine Kontinuität und Ausrichtung der Sehnenfasern, dazwischen fanden sich zungenförmige Inseln von Fibroblasten.

In der vorliegenden Studie zeigt sich in allen 3 Gruppen eine fortschreitende Differenzierung von frischem Granulationsgewebe zu reifem Sehnengewebe, wobei sich das Regeneratgewebe nach 3 Monaten so weit strukturiert hat, daß es in der Übergangszone nur noch schwer vom „Altgewebe" zu unterscheiden ist. Im Vergleich mit der Literatur fand sich ein erheblich kürzerer Gewebereifungsprozeß.

Der Vergleich der Sonographiebilder (Abb. 67) mit den histologischen Übersichtspräparaten läßt zumindest Tendenzen in der Interpretation zu. Die im Heilverlauf sonographisch dargestellte zunehmende Strukturierung mit Ausrichtung von echoreicheren Reflexen kann als Korrelat für einen histologischen Übergang von bindegewebigem Regenerat hin zu Fasergewebe interpretiert werden. Demzufolge sind die in der Sonographie nach 14 Tagen gefundenen echoarmen Bereiche als Granulationsgewebe zu bewerten, so daß hinsichtlich der klinischen Relevanz ein inhomogenes echoarmes, echoreiches Regenerat noch als „unreif" anzusehen ist und somit die Behandlung bei der menschlichen Achillessehne noch einer weiteren Protektion bedarf, bis es zur weiteren Strukturierung gekommen ist.

7.8.3 Biomechanische Testung mit der Zwick-Zugprüfmaschine

Bei der biomechanischen Testung wurden sämtliche Parameter im Vergleich mit der gesunden Gegenseite verglichen (matched pairs), um somit trotz anatomischer Variationen innerhalb der einzelnen Tiere eine objektive Vergleichbarkeit zu erzielen. Die Auswertung der einzelnen Daten sind daher im Prozent angegeben, wobei die gesunde Seite den Wert 100% annimmt.

Sehnenquerschnitt. Die Bestimmung des Sehnenquerschnitts (Abb. 68) spiegelt den bekannten „muffenartigen" Reparationsvorgang bei der Sehnenheilung wider. In der konservativ behandelten Gruppe konnte nach 14 Tagen eine Zunahme des Querschnitts um 90–150% (Mittelwert 222,42 ± 38,59%) festgestellt werden. Im weiteren Heilverlauf kam es zu einer kontinuierlichen Abnahme. Nach 1 Monat war der Querschnitt zwischen 45–70% (Mittelwert 158,22 ± 13,62%) größer als die Vergleichssehne der gesunden Seite. Nach 2 und 3 Monaten kam es mit 35–50% (Mittelwert 146,0 ± 13,37%) bzw. 13–20% (Mittelwert 122,77 ± 9,9%) Verdickung zu einem Annähern des Querschnitts an die Sehnenstärke der gesunden Seite.

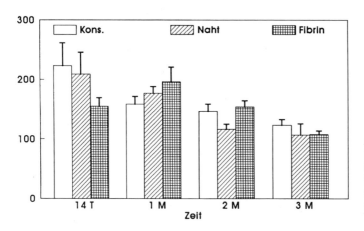

Abb. 68. Mittelwerte (% ± S.E.M.) des Sehnenquerschnitts (Naht/Fibrin/konservativ) im Vergleich zur gesunden Seite

Die operativ versorgten Sehnen zeigten nach 14 Tagen ebenfalls ein Maximum in der Zunahme mit 70–140% (Mittelwert 208,68 ± 36,95%) des Sehnenquerschnitts, jedoch fand sich nach 1 Monat eine geringere Abnahme im Vergleich zur konservativen Gruppe mit 65–85% Verdickung (Mittelwert 176,92 ± 11,38%). Nach 2 Monaten kam es zu einer deutlichen Abnahme des Querschnitts (Mittelwert 116 ± 8,75%); keine wesentlichen Veränderungen zeigten sich nach 3 Monaten (Mittelwert 106,53 ± 18,91%), wobei der Querschnitt in etwa der gesunden Seite entsprach.

Die Gruppe der Fibrinklebung zeigte nach 14 Tagen eine geringere Zunahme als die beiden anderen Gruppen mit 40–70% (Mittelwert 154,62 ± 14,82%), wobei der Querschnitt nach 1 Monat ein Maximum erreichte (Mittelwert 196,13 ± 24,67%). Nach 2 Monaten fand sich ein Rückgang auf 40–60% Verdickung (Mittelwert 153,7 ± 10,66%) und nach 3 Monaten wurde dasselbe Niveau wie in den beiden anderen Gruppen erreicht (Mittelwert 107,73 ± 6,06%).

Sehnenlänge. In der konservativ behandelten Gruppe (Abb. 69) fand sich nach 14 Tagen eine Zunahme der Sehnenlänge von 10–15% (Mittelwert 113,4 ± 4,17%). Nach 1 Monat zeigte sich eine weitere Verlängerung von 30–40% (Mittelwert 136,23 ± 3,9%) und

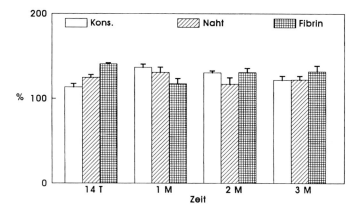

Abb. 69. Mittelwerte (% ± S.E.M.) der Sehnenlänge (Naht/ Fibrin/konservativ) im Vergleich zur gesunden Seite

erreichte ein Maximum. Nach 2 Monaten ergab sich eine geringe Abnahme der Sehnenlänge auf 30% Verlängerung (Mittelwert 130,05 ± 2,41%). Diese Tendenz setzte sich bei der Dreimonatskontrolle fort mit 20–25% (Mittelwert 21,72 ± 4,69%).

In der Nahtgruppe konnte nach 14 Tagen schon ein Zuwachs von etwa 25% (Mittelwert 124,33 ± 3,57%) gemessen werden, auch hier fand sich nach 1 Monat mit 30–35% (Mittelwert 130,35 ± 6,39%) ein Maximum der Sehnenverlängerung, jedoch zeigte sich nach 2 Monaten eine deutliche Abnahme mit 110–120% (Mittelwert 116,82 ± 7,68%) ohne wesentliche Veränderungen nach 3 Monaten (Mittelwert 122,12 ± 4,35%).

In der mit Fibrinklebung versorgten Gruppe konnte schon nach 14 Tagen, wahrscheinlich durch den Kleber bedingt, mit 4% Längenzunahme (Mittelwert 140,38 ± 1,27%) ein Maximum gemessen werden. Nach 1 Monat fand sich eine deutliche Abnahme der Sehnenlänge, welche aber immer noch 10–25% (Mittelwert 117,23 ± 6,42%) länger als die gesunde Seite war. Nach 2 Monaten hatte die Sehnenlänge wieder zugenommen mit 125–135% (Mittelwert 130,45 ± 4,92%). Bei der Dreimonatskontrolle (Mittelwert 131,62 ± 6,79%) zeigten sich gegenüber der Zweimonateuntersuchung keine Veränderungen, die Sehne war auch zu diesem Zeitpunkt etwa 30% länger als die Gegenseite.

Steifigkeit der Achillessehne. Die Steifigkeit (Abb. 70) der konservativ behandelten Sehnen stellte nach 14 Tagen mit 20–25% der gesunden Seite (Mittelwert 22,87 ± 3,56%) den niedrigsten Wert aller Behandlungsgruppen zu diesem Zeitpunkt dar. Im weiteren Heilverlauf kam es schon nach 1 Monat zu einem deutlichen Anstieg der Steifigkeit mit 50–60% (Mittelwert 53,62 ± 6,42%) im Vergleich zur Gegenseite. Nach 2 (Mittelwert 73,45 ± 16,08%) und 3 Monaten (Mittelwert 67,62 ± 10,78%) erreichten die Werte 60–90% der gesunden Seite.

Die mit Naht versorgten Sehnen erreichten nach 14 Tagen 40–60% (Mittelwert 51,82 ± 8,78%) der Steifigkeit der gesunden Seite. Der weitere Heilverlauf erbrachte nach 1 (Mittelwert 66,63 ± 4,64%), 2 (Mittelwert 67,62 ± 17,12%) und 3 Monaten eine kontinuierliche Zunahme auf 60–80% (Mittelwert 76,72 ± 15,36%) der Vergleichsseite.

Die mit Fibrinklebung behandelten Sehnen erreichten nach 14 Tagen 40–50% der Steifigkeit der gesunden Vergleichssehnen (Mittelwert 46,45 ± 4,42%). Nach 1 Monat nahm die Steifigkeit deutlich auf 75–90% zur Vergleichsseite (Mittelwert 84,70 ± 9,23%) zu. In

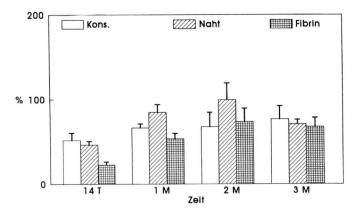

Abb. 70. Mittelwerte (% ± S.E.M.) der Steifigkeit (Naht/Fibrin/konservativ) im Vergleich zur gesunden Seite

der Zweimonatskontrolle konnte eine Steifigkeit entsprechend der gesunden Seite gemessen werden (Mittelwert 99,63 ± 19,9%). In der Dreimonatsgruppe betrug jedoch die Steifigkeit entsprechend der anderen Therapieregimen zwischen 65–75% (Mittelwert 70,9 ± 5,35%).

Maximale Reißkraft (F_{max}) der Achillessehne. Die maximale Reißkraft (Abb. 71) nach 14 Tagen betrug in der konservativen Gruppe im Mittel 37,73% (± 5,71) der gesunden Sehne und erreicht nach 1 Monat einen Mittelwert von 71,55% (± 8,77).

Bei der biomechanischen Messung nach 14 Tagen und 1 Monat kam es noch zu einem Zerreißen der Sehne im Rupturbereich; im Gegensatz zu den Testungen nach 2 und 3 Monaten, wo in keinem Fall ein Zerreißen der Sehne im Rupturbereich stattfand, so daß die zu diesem Zeitpunkt ermittelten Werte die intratendineale „Schwachstelle" der Sehne darstellten. Die Mittelwerte (s. Abb. 74) der maximalen Reißkraft erreichten nach 2 Monaten 99,07% (± 12,69) und nach 3 Monaten 86,4% (± 17,69).

In der operativ behandelten Gruppe (Abb. 72) ergaben sich nach 14 Tagen im Mittel mit 53,4% (± 7,52) eine höhere Reißfestigkeit. In dieser Gruppe kam es nach 1, 2 und 3 Monaten nicht mehr zu einem Zerreißen im Rupturbereich, sondern intratendineal distal

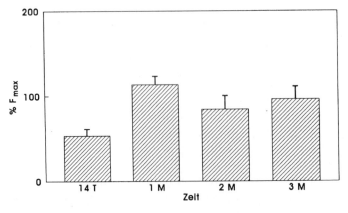

Abb. 71. F_{max} (% ± S.E.M.) im Vergleich zur gesunden Seite in der konservativen Gruppe

7.8 Ergebnisse 111

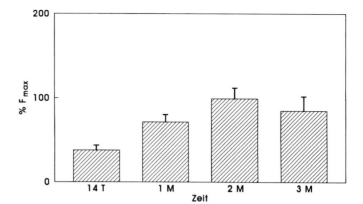

Abb. 72. F_{max} (% ± S.E.M.) im Vergleich zur gesunden Seite in der Nahtgruppe

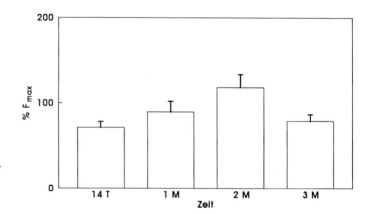

Abb. 73. F_{max} (% ± S.E.M.) im Vergleich zur gesunden Seite in der mit Fibrin behandelten Gruppe

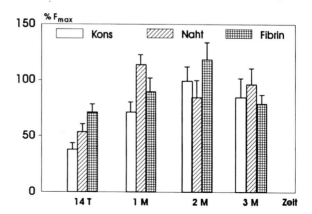

Abb. 74. Mittelwerte (% ± S.E.M.) F_{max} (Naht/Fibrin/konservativ) im Vergleich zur gesunden Seite

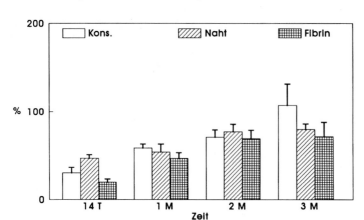

Abb. 75. Mittelwerte (% ± S.E.M.) der Höchstspannung bzw. Festigkeit (Naht/Fibrin/konservativ) im Vergleich zur gesunden Seite

der operierten Sehne. Die Mittelwerte (s. Abb. 74) betrugen nach 1 Monat im Mittel 113,45 (± 9,15), nach 2 Monaten 84,4 (± 15,46) und nach 3 Monaten 96,2 (± 14,08).

Die mit Fibrin behandelte Gruppe (Abb. 73, 74) erreichte nach 14 Tagen von allen Gruppen die besten Werte (Mittelwerte 71,38 ± 17,69), nach 1 Monat fand nur noch bei 2 Sehnen ein Zerreißen im ehemaligen Rupturbereich statt (Mittelwert 89,58 ± 12,41%). In der Zweimonatsgruppe (Mittelwert 118,23 ± 15,39%) und der Dreimonatsgruppe (Mittelwert 78,97 ± 7,98%) erfolgten die intratendinealen Risse nicht mehr im Rupturbereich.

Festigkeit oder Höchstspannung (Maximale Reißkraft / mm²) der Achillessehne. Die Höchstspannung oder Festigkeit (Abb. 75) errechnet sich aus der Reißkraft pro mm² Querschnitt und ist somit ein Maß für die individuelle Reißkraft der Sehne unabhängig von der Sehnenstärke.

In der konservativen behandelten Gruppe konnte nach 14 Tagen eine Festigkeit von etwa 20% der Gegenseite errechnet werden (Mittelwert 19,80 ± 3,97%). Nach 1 Monat erreichte sie schon ca. 50% (Mittelwert 47,20 ± 6,24%). Nach 2 (Mittelwert 69,20 ± 9,61%) und 3 Monaten konnten 60–85% der Festigkeit im Vergleich zur gesunden Gegenseite festgestellt werden (Mittelwert 71,6 ± 16,3%), wobei die Höchstspannung im Heilverlauf stetig zunahm.

In der operativ versorgten Gruppe zeigte sich nach 14 Tagen mit 40–60% die höchste Festigkeit innerhalb der 3 verschiedenen Behandlungsregimen (Mittelwert 51,82 ± 8,78%). Im weiteren Heilverlauf konnte eine Zunahme der Festigkeit auf 60–85% festgestellt werden, was den Ergebnissen der konservativ behandelten Gruppe entspricht (Mittelwert Einmonatskontrolle 66,63 ± 4,64%; Mittelwert Zweimonatskontrolle 67,62 ± 17,12%; Mittelwert 3-Monatskontrolle 76,72 ± 15,36%).

Die mit Fibrin geklebten Sehnen zeigten mit 40–50% im Vergleich zur gesunden Sehne Höchstspannungen, welche dem Niveau der mit Naht versorgten Sehnen entsprach (Mittelwert 46,45 ± 4,42%). Nach 1 Monat (Mittelwert 84,7 ± 9,23%) und 2 Monaten (Mittelwert 99,63 ± 19,9%) konnten Festigkeiten errechnet werden, welche den Vergleichssehnen der gesunden Seite teilweise entsprachen und somit höher lagen als die entsprechenden Sehnen der konservativen und Nahtgruppe. In der 3-Monats-Gruppe entsprach die Höchstspannung mit 60–90% der gesunden Sehne dem Niveau der anderen Behandlungsregime.

Energie. Die Berechnung der Energie (Abb. 76) korreliert mit den Ergebnissen der maximalen Reißkraft. In der konservativ behandelten Gruppe entsprach die zur Zerreissung benötigte Energie nach 14 Tagen schon 60–65% (Mittelwert 62,9 ± 5,34%) der gesunden Gegenseite. Nach 1 (Mittelwert 93,73 ± 7,92%), 2 (Mittelwert 86,1 ± 18,18%) und 3 Monaten (Mittelwert 103,65 ± 23,15%) wurden von der gesunden Seite entsprechende Energiebeträge benötigt.

Die operativ behandelten Sehnen zeigten schon nach 14 Tagen einen Energiewert von 65–90% (Mittelwert 79,52 ± 11,58%) im Vergleich zu den Gegenseiten. Nach 1 Monat wurde schon das Niveau der gesunden Vergleichssehne überschritten (Mittelwert 127,07 ± 7,29%). Nach 2 (Mittelwert 102,13 ± 19,38%) und 3 Monaten (Mittelwert 128,58 ± 21,04%) fanden sich Werte, die in etwa der Gegenseite entsprachen oder leicht darüber lagen.

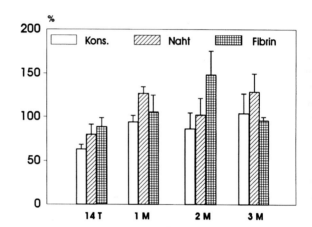

Abb. 76. Mittelwerte (% ± S.E.M.) Energie (Naht/Fibrin/konservativ) im Vergleich zur gesunden Seite

Die mit Fibrinkleber behandelten Sehnen erreichten in 1 Fall nach 14 Tagen schon das Energieniveau der Gegenseite (Mittelwert 87,95 ± 10,19%). Nach 1 Monat entsprachen die Energiebeträge der gesunden Seite (Mittelwert 105,18 ± 19,84%). Nach 2 Monaten mußten zum Zerreißen der Sehne etwa 50% höhere Energiebeträge im Vergleich zur gesunden Seite aufgewendet werden (Mittelwert 148,12 ± 27,07%). Nach 3 Monaten jedoch wurden Werte gemessen, welche den Vergleichssehnen entsprachen.

Elongation. Die Elongation der Achillessehne im Reißversuch (Abb. 77) beschreibt die Dehnung bis zum Eintritt der Ruptur (F_{max}), verglichen mit der Ausgangslänge.

Bei den konservativen behandelten Sehnen führte der Reißversuch nach 14 Tagen zu einer um ca. 44% vermehrten Elongation im Vergleich zur Gegenseite (Mittelwert 144,35 ± 18,64%). Die Elongation nach 1 (Mittelwert 107,52 ± 12,06%) und 2 Monaten zeigte niedrigere Werte (Mittelwert 112,33 ± 9,15%). Überraschend ist der 3-Monats-Wert mit nur 80% Dehnung im Vergleich zur Gegenseite (Mittelwert 78,18 ± 3,48).

Die operativ mit Naht versorgten Sehnen zeigten die geringste Elongation innerhalb der verschiedenen Gruppen nach 14 Tagen mit 90–100% im Vergleich zur Gegenseite (Mittelwert 90,25 ± 10,75%). Nach 1 Monat (Mittelwert 133,68 ± 13,82%) findet sich

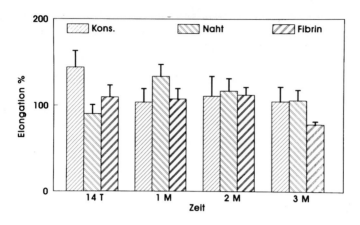

Abb. 77. Mittelwerte (% ± S.E.M.) Elongation (Naht/Fibrin/konservativ) im Vergleich zur gesunden Seite

eine erhebliche Zunahme, welche nach 2 (Mittelwert 116,82 ± 14,42%) und 3 Monaten (Mittelwert 106,07 ± 12,13%) kontinuierlich abnimmt, aber noch über dem Niveau der gesunden Sehne liegt.

Die mit Fibrinkleber versorgten Sehnen hatten nach 14 Tagen mit einer vermehrten Elongation von 100–120% (Mittelwert 109,73 ± 13,78%) der gesunden Seite und nach 1 (Mittelwert 103,88 ± 15,53), 2 (Mittelwert 110,73 ± 20,20) und 3 Monaten (Mittelwert 104,78 ± 17,00) ebenfalls nur geringfügig höhere Elongationen als die vergleichbaren gesunden Kontrollsehnen.

Die Elongation zeigte bei allen 3 Behandlungsmodalitäten im Vergleich zur gesunden Seite Variationen zu den verschiedenen Untersuchungszeitpunkten, wobei jedoch die gesunden Seiten bis auf die 3-Monats-Werte der konservativen Gruppe eine geringere Elongation im Reißversuch aufwiesen.

7.8.4 Biometrische Prüfung

Die statistische Analyse wurde mittels Mann-Whitney-U-Wilcoxon-Test für nicht-parametrische, unverbundene Stichproben mittels PC im Statistikprogramm SPSS/PC+ durchgeführt. Das Signifikanzniveau wurde bei p=0,05 festgelegt.

Die biometrische Prüfung hatte folgende Zielsetzungen:

1. Zum einen sollten signifikanten Veränderungen im longitudinalen Zeitablauf des Heilvorgangs innerhalb jeder Gruppe (Fibrin/konservativ/Naht) herausgestellt werden.
2. Zum anderen Signifikanzen zwischen den verschiedenen Behandlungsmodalitäten (Fibrin/konservativ/Naht) während der Untersuchungsdauer (14 Tage, 1, 2, 3 Moante) analysiert werden.

Ad 1: *Konservative Gruppe.* Im Untersuchungszeitraum von 14 Tagen bis zu 1 Monat zeigten sich unter der funktionellen Behandlung in fast allen Parametern signifikante Unterschiede. Folgende Meßdaten erreichten das Signifikanzniveau:

- Zunahme der Sehnenlänge (p=0,022)
- Zunahme der Steifigkeit (p=0,043)

- Zunahme der Energie (p=0,0087)
- Zunahme der Höchstkraft (F_{max}) (p=0,0087)
- Zunahme der Festigkeit oder Höchstspannung (p=0,0152)

Nur die Elongation zeigte keine signifikanten Unterschiede.

Im Zeitraum von 1–2 Monaten konnte nur noch eine signifikante Zunahme der Festigkeit (p=0,041) festgestellt werden.

Ad 1: *Fibringruppe.* Im Gegensatz zur konservativ behandelten Gruppe konnten nur bei 2 Parametern signifikante Unterschiede erhoben werden:

- Zunahme der Sehnenlänge (p=0,022)
- Zunahme der Steifigkeit (p=0,026)

Sowohl die Höchstkraft (F_{max}), die Festigkeit und die Energie verzeichneten eine Zunahme im Heilverlauf, welche jedoch nicht signifikant war.

Ad 1: *Nahtgruppe.* Auch die operativ mit Naht versorgte Gruppe zeigte vergleichbar mit der konservativen Gruppe erhebliche Veränderungen von 14 Tagen bis zu 1 Monat:

- Zunahme der Energie (p=0,0087)
- Zunahme der Höchstkraft (F_{max}) (p=0,022)
- Zunahme der Festigkeit (fest) (p=0,0087)
- Zunahme der Dehnung (E_{max}) (p=0,022)
- Zunahme der Elongation (p=0,041)

Nur die Steifigkeit, der Sehnenquerschnitt und die Sehnenlänge wiesen innerhalb dieses Zeitraums keine signifikanten Veränderungen auf. Im Zeitraum von 1–3 Monaten konnte eine Zunahme der Energie, Steifigkeit und Festigkeit sowie eine Abnahme des Sehnenquerschnitts und der Elongation ohne statistische Signifikanz festgestellt werden.

Anzumerken bleibt, daß bei den biomechanischen Testungen nach 2 und 3 Monaten in allen 3 Behandlungsgruppen das Zerreißen der Sehnen nicht mehr im ehemaligen Rupturbereich erfolgte, so daß die erhobenen Daten nicht mehr die biomechanischen Eigenschaften dieses Sehnenteils, sondern der „Schwachstelle" der Sehne wiedergeben.

Ad 2: *Signifikanzen zwischen den Behandlungsmodalitäten Fibrin/konservativ/Naht.* Nach 14 Tagen konnten die mit Fibrinklebung behandelten Sehnen die besten biomechanischen Ergebnisse im Hinblick auf Steifigkeit, Höchstspannung, Energie und Höchstkraft (F_{max}) erzielen. Im wesentlichen unterschieden sich hiervon zu diesem Zeitpunkt die konservativ behandelten Sehnen, während die mit Naht versorgten Tiere nur geringe Unterschiede gegenüber den Fibrin-geklebten aufwiesen. Folgende Signifikanzen konnten festgestellt werden:

- Die Sehnenlänge war in der Fibringruppe signifikant länger als in der konservativen und in der Nahtgruppe (p=0,0022 Fibrin/konservativ; p=0,004 Fibrin/Naht).
- Die Steifigkeit war in der Fibringruppe und in der Nahtgruppe höher als in der konservativen Gruppe (p=0,04 Fibrin/konservativ; p=0,0087 Fibrin/Naht).
- Die Energie war in der Fibringruppe und in der Nahtgruppe höher als in der konservativen Gruppe (p=0,026 Fibrin/konservativ; p=0,04 Fibrin/Naht).
- Die Höchstkraft war in der Fibringruppe größer als in der konservativen Gruppe (p=0,0152).

– Die Festigkeit war in der Fibringruppe höher als in der konservativen Gruppe (p=0,002).

Die biomechanischen Untersuchungen nach 1 Monat ergaben nur noch wenige Signifikanzen, wobei in der Nahtgruppe zu diesem Zeitpunkt Energie und Höchstkraft (F_{max}) die höchsten Werte aufwiesen. Die mit Fibrinklebung behandelten Sehnen schnitten im Hinblick auf Steifigkeit und Höchstspannung am besten ab. Die konservativ behandelten Sehnen unterschieden sich von der Fibringruppe signifikant beim Vergleich der Steifigkeit (p=0,041), während die Nahtgruppe gegenüber der konservativen Gruppe bei der Messung der Energie (p=0,0087) und der Höchstkraft (F_{max}) (p=0,0157) signifikant höhere Werte erzielte. Der Vergleich der Sehnenlänge zwischen der konservativen und der Fibringruppe zeigte ebenfalls eine Signifikanz (konservativ > Fibrin, p=0,041).

Die Prüfung der 2-Monats-Gruppen konnte vergleichbare biomechanische Eigenschaften unabhängig der Behandlungsmodalität nachweisen. Signifikante Unterschiede zwischen der Naht- und der Fibringruppe konnten nur im Sehnenquerschnitt (Fibrin > Naht, p=0,026) sowie zwischen der Fibrin- und der konservativ behandelten Gruppe bei Berechnung der Energiebeträge evaluiert werden (Fibrin > konservativ, p=0,041).

Der biomechanische Vergleich der 3-Monats-Gruppen ergab bei keinem der gemessenen Parameter einen Unterschied, welcher das Signifikanzniveau erreichte.

Wiederum bleibt anzumerken, daß bei den biomechanischen Testungen nach 2 und 3 Monaten in allen 3 Behandlungsgruppen die Sehnen nicht mehr im ehemaligen Rupturbereich rupturierten, sondern in der Mehrzahl intratendineal kaudal.

7.8.5 Diskussion

Die vorliegende Studie zur experimentellen Überprüfung der Achillessehnenheilung geht im Hinblick auf Studiendesign, Studienprotokoll und Evaluationstechniken neue Wege. Erstmals wurde ein Tierexperiment mit 3 verschiedenen Behandlungsgruppen durchgeführt und dabei ein funktionelles Behandlungskonzept mit einer Spezialorthese entwickelt. Entgegen der üblichen Einzelkäfighaltung wurden die Tiere freilaufend in Gruppen gehalten. Dies verschaffte die Möglichkeit einer ungehinderten Beweglichkeit der Kaninchen und einer funktionellen Belastung ihrer Sehnen. Der Behandlungszeitraum wurde so gewählt, daß sich neben der limitierten Bewegung des Hinterlaufs in der Orthese für 6 Wochen noch weitere 2 bzw. 6 Wochen ungehinderter Bewegung anschlossen. Die Sehnenheilung wurde erstmalig entsprechend der Gruppen nach 14 Tagen, 1, 2 und 3 Monaten sonographisch dokumentiert.

Die biomechanische Prüfung erfolgte in einer neu entwickelten Präparateinspannung, welche eine intratendineale Ruptur bei jedem Testversuch gewährleistete.

Die Ergebnisse der biomechanischen Untersuchung zeigten, daß innerhalb der einzelnen Gruppen (Fibrin/konservativ/Naht) statistisch signifikante Veränderungen nur bis zu einem Zeitraum von 1 Monat stattfanden. Nur in der konservativen Gruppe konnte nach 2 Monaten noch eine signifikante Zunahme der Festigkeit festgestellt werden. Die Reißversuche nach 2 und 3 Monaten führten zu Rupturen in der Mehrzahl kaudal des ehemaligen Rupturbereichs.

Die statistische Analyse der 3 Behandlungsgruppen im Vergleich untereinander zeigte in der Frühphase der Heilung (14 Tage) überraschend gute Ergebnisse der Fibringruppe, welche signifikant besser waren als die konservativ behandelten und bessere Werte aufwiesen als die Nahtgruppe, welche eigentlich zu diesem Zeitpunkt mit den besten Ergebnissen erwartet wurde. Jedoch schon der makroskopische Längsschnitt zur feingeweblichen Untersuchung konnte entsprechend der Untersuchungen von Nyström u. Holmlund [180] nachweisen, daß eine Naht eine Ausbildung einer Diastase der Sehnenstümpfe nicht verhindern konnte.

Der Vergleich nach 1 Monat zeigte keine Signifikanzen zwischen der Fibrin- und der Nahtgruppe und wenige signifikante Unterschiede zwischen der konservativen Gruppe mit den genähten Tieren (Energie; F_{max}), sowie nur eine signifikante Differenz zur Fibringruppe im Hinblick auf eine geringere Steifigkeit.

Der Vergleich der 2-Monats-Prüfungen erbrachte eine statistische Übereinstimmung der biomechanischen Eigenschaften der getesteten Sehnen unabhängig der stattgefundenen Behandlung.

Die 3-Monats-Ergebnisse zeigten keine statistischen Veränderungen gegenüber den 2-Monats-Untersuchungen.

Die in der Literatur vorliegenden tierexperimentellen Studien zur Problematik der Achillessehnenheilung bezogen sich in den meisten Fällen auf den Vergleich zwischen operativer und rein immobilisierender Behandlung der Ruptur.

Seit den 80er Jahren war zusätzlich der Einsatz von Fibrinklebung und autologen Achillessehnenprothesen im Sinne einer Augmentation Gegenstand wissenschaftlicher Untersuchungen.

Erste Arbeiten zu den biomechanischen Eigenschaften von Kaninchenachillissehnen stammen von McMaster [161], der eine Reißfestigkeit von gesunden Achillessehnen mit 179,9 N feststellen konnte. Viidik [265] fand bei „trainierten" Kaninchen mit 337,5 N eine weitaus höhere Reißfestigkeit, wobei jedoch 34 von 37 Sehnen im Reißversuch kalkanear ausrissen.

Im Rahmen dieser Studie konnten Höchstkräfte von über 500 N der „gesunden" Sehne der Gegenseite gemessen werden, wobei die Mittelwerte zu den verschiedenen Zeitpunkten der funktionellen Behandlung den von Viidik [265] angegebenen Werten entsprachen. Es ist also davon auszugehen, daß die funktionelle Behandlung zu keiner Einschränkung der biomechanischen Eigenschaften der unverletzten Sehne geführt hat.

Bonutti et al. [30] fanden, daß durch verschiedene Nahtformen (Kessler-Naht in Kombination mit zusätzlichen Nähten oder mit Isobutylcyanoacrylat-Kleber) Kräfte zwischen 12 und 40 N benötigt wurden, um eine erneute Ruptur zu erreichen.

Die Schwierigkeit der Vergleichbarkeit der biomechanischen Eigenschaften in der Literatur liegt in den unterschiedlichen Versuchsbedingungen, d. h. die Immobilisierung variiert im Zeitraum von 3–10 Wochen.

Parallel dazu wurde bei manchen Studien überhaupt keine Protektion der allein tenotomierten oder der genähten Sehne durchgeführt [115a, 148, 179, 180]. In 1 Fall erfolgte nur eine Tenotomie der Plantarissehne ohne eine Durchtrennung der Achillessehne, welche somit im Sinne einer Streßprotektion agierte [42].

Ein weiterer Kritikpunkt in der Versuchsanordnung ist die Technik der Tenotomie. Uniform wurde eine einfache quere Tenotomie der Sehne durchgeführt, welche aber in keiner Weise vergleichbar mit der ausgefransten Ruptur beim Menschen ist. Gerade durch diesen „mop-end-tear" ist zum einen von einem größeren Nekrosebereich auszugehen, welcher möglicherweise einen Einfluß auf die frühe Sehnenheilung hat. Zum anderen kann jedoch durch die Oberflächenvergrößerung der aufgefaserten Sehnenstümpfe gerade bei der konservativen Behandlung eine bessere Voraussetzung für eine stabile Sehnenheilung bestehen.

Radiographische Untersuchungen (mittels Metalldraht im Sehnenstumpfbereich) von Nyström u. Holmlund [180] haben sowohl eine Separation der genähten und nicht-genähten Stümpfe gezeigt, welche auch in dieser Studie makroskopisch und mikroskopisch in allen 3 Behandlungsgruppen beobachtet werden konnten.

Aufgrund dieser Vielfalt der Versuchsbedingungen sind auch die Ergebnisse der biomechanischen Testung inhärent. Brown et al. [35] fanden für die Kontrollseite eine Reißkraft von 341 N bei einer Standardabweichung von 78,8 N. Die verletzten Sehnen (operativ und konservativ) zeigten nach 10 Wochen Gipsimmobilisation eine drastische Reduktion der Reißkraft und der elastischen Steifigkeit der Sehne auf etwa 20–30% der Kontrollgruppe. Auffallend war auch die Reduktion der Sehnenreißkraft durch alleinige Gipsimmobilisation ohne Tenotomie auf 63% im Vergleich zur Kontrollgruppe, was schon die Schwächung der Sehne durch Immobilisation dokumentiert.

Die Ergebnisse dieser Studie zeigten unter der funktionellen Behandlung schon nach 14 Tagen Maximalkräfte von 37–71% der Kontrollsehnen und nach 4 Wochen schon 71–100% der Vergleichssehnen. Die Steifigkeit betrug zwischen 23–51% nach 14 Tagen und 54–86% nach 1 Monat. Im Vergleich zu den Vorversuchen ($n=16$), bei denen Achillessehnen unbehandelter Tiere biomechanisch getestet wurden, konnten wir keine Unterschiede zu den gesunden Vergleichssehnen der tenotomierten Tiere sehen.

Ein wesentlicher Nachteil mehrerer experimenteller Studien [29, 30, 35, 42, 148, 179, 180] war die sofortige mechanische Testung der in Heilung begriffenen Sehnen nach Gipsabnahme ohne weitere Phase der Regeneration und Konsolidierung durch eine mobile, funktionelle Belastung abzuwarten.

Im Vergleich mit der konservativ immobilisierender Behandlung erbrachten weder die chirurgische Naht noch eine zusätzliche Augmentation mit einem Polytetrafluoräthylen-Transplantat eine signifikante Verbesserung der Reißfestigkeit oder des Elastizitätsmoduls der heilenden Sehne zu diesem Zeitpunkt. Auch diese Versuchsanordnung mit querer Tenotomie führte zu einer Längenzunahme von 2,9 mm für die operierten Tiere gegenüber 10 mm bei den konservativ behandelten Rupturen.

In einer Folgestudie der Pittsburgher Arbeitsgruppe [211] wurde nach 10wöchiger Immobilisierung eine funktionelle Belastungsperiode von wiederum 10 Wochen angeschlossen. Bei der biomechanischen Testung ergaben sich unter diesen Versuchsbedingungen wiederum keine signifikanten Unterschiede zwischen den operierten Gruppen (Naht oder Naht und Polyglactinnetz) und den konservativ behandelten Rupturen. Im Vergleich zu den vorhergehenden Versuchen konnten aufgrund der Belastungsphase ohne Gips nun Reißfestigkeiten in allen Gruppen festgestellt werden, welche mit 63% (Naht und Polyglactinnetz), 68% (konservativ) bis 73% (alleinige Naht) mehr als doppelt so hoch lagen.

Die Ergebnisse entsprechen somit den 1-Monats-Untersuchungen dieser Studie. Auffallend ist, daß trotz 10wöchiger Mobilisationsphase noch keine Restitutio der biomechanischen Eigenschaften erfolgte, obwohl das Kaninchen im Vergleich zum Menschen einen deutlich akzelerierten Heilvorgang besitzt.

Bei allen Experimenten, bei denen mit resorbierbaren Materialen (Polyglactin, Polygycolsäure, Dacron) oder durch autologe oder xenogene Sehnentransplantate eine Augmentation durchgeführt wurde, konnten keine signifikanten Verbesserungen der biomechanischen Eigenschaften der Sehnenheilung erzielt werden [35, 94, 115, 211, 212, 253].

Ein vollständig abweichendes Konzept der Evaluation der Sehnenheilung führten Mabit et al. [148] durch, indem sie auf eine Protektion der in verschiedenen Techniken

(Bunell-, Kessler- und H-förmige Naht) genähten Rupturen verzichteten und die Kaninchen sich sofort frei bewegen ließen. Biomechanische Testungen erfolgten nach 10, 21 und 60 Tagen, wobei die Reißkraft nach 60 Tagen fast 80% der normalen Vergleichssehne erreichte. Aussagen über das Ausmaß der Sehnenverlängerung wurden nicht gemacht.

Die Untersuchungen des Fibrinklebesystems am Tiermodell lassen aufgrund erheblicher technischer Probleme bei der biomechanischen Testung keine repräsentativen Rückschlüsse auf die Leistungsfähigkeit dieser Methode zu. Bösch et al. [29] führten vergleichende Untersuchungen zwischen genähter Achillessehnenruptur und der Kombination Naht und Fibrinklebung am Kaninchenmodell mit postoperativer Immobilisierung durch. Die Analyse der Reißkräfte nach 1 und 2 Wochen zeigte keine Unterschiede, jedoch war ein Reißversuch nach 4 Wochen aufgrund insuffizienter proximaler Fixierung des Muskel-Sehnen-Übergangs technisch nicht durchführbar. Die Konklusion einer Anwendung des Fibrinklebers, bei der eine Sehnennaht technisch nicht mehr durchführbar ist, wird durch das Experiment nicht belegt.

Weitere Versuche von Blume [26] und Arienti et al. [7] wurden am Rattenmodell auch in einem Untersuchungszeitraum von 4 Wochen durchgeführt. Auch diese Studien ergaben keine Signifikanzen.

Die Bedeutung der Rupturlokalisation war Gegenstand der Untersuchungen von Kuschner et al. [133]. Tenotomien wurden in dieser Studie (Kaninchenmodell) am muskulotendinealen Übergang, in der Sehnenmitte und proximal der kalkanearen Insertion durchgeführt. Eine Naht der Sehnenstümpfe erfolgte nicht. Nach einer Immobilisationsphase von 4 Wochen erfolgte die biomechanische Testung, wobei es jedoch schon bei der Überprüfung der Kontrollgruppe zu muskulären Ausrissen aus der proximalen Fixierung bei 105 N in 24 von 27 Fällen kam. Die Reißprüfungen nach 4 Wochen zeigten erhebliche Probleme in der Präparatfixierung, da nur 7 Sehnen ($n=27$) in dem vormaligen Tenotomiebereich rupturierten und die meisten Fälle (20) im Muskel ausrissen oder zu einer kalkanearen Ausrißfraktur führten. Da die Reißkräfte (48–116 N) verglichen mit der vorliegenden Studie sehr niedrig waren, muß die Aussage der Autoren, daß 4 Wochen nach Tenotomie der muskulotendineale Übergang oder der Sehnen-Kalkaneus-Komplex die Schwachstellen der Bewegungskette sein sollten, kritisch gesehen werden.

7.9 Schlußfolgerungen und klinische Relevanz

Die in der vorliegenden Studie gewonnenen Ergebnisse unterstreichen die Bedeutung der gerichteten funktionellen Belastung für den Heilvorgang nach Achillessehnenruptur. Im Vergleich zu immobilisierenden Behandlungsformen zeigt die funktionelle Behandlung, unabhängig von denen in dieser Studie durchgeführten verschiedenen Rupturversorgungen, eine deutliche Überlegenheit.

Die funktionelle Behandlung der Achillessehnenruptur führt sowohl in der Kombination einer Sehnennaht oder Fibrinklebung als auch in der primär-funktionellen Therapie zu einer stabilen Sehnenheilung, wobei nach 2 Monaten innerhalb der verschiedenen Behandlungsgruppen keine signifikanten biomechanischen Unterschiede feststellbar sind. Die Frühphase der Sehnenheilung zeigt eine Überlegenheit der Fibrinklebung und der Nahtbehandlung gegenüber der konservativen Therapie, welche aber im weiteren Heilverlauf ausgeglichen wird.

Die klinische Relevanz beinhaltet aus experimenteller Sicht die Gleichwertigkeit der verschiedenen Methoden unter dem Aspekt einer ausreichenden Protektion der heilenden Sehnen in der konservativ-funktionellen Behandlung. Die in der klinischen Studie angewandte 8wöchige Schuhbehandlung erscheint im Regelfall ausreichend, jedoch sollte die Sonographie als Indikator für den zeitlichen Behandlungsrahmen herangezogen werden. Geringe Regeneratbildung und geringe Strukturierung der Sehnen im sonographischen Bild, besonders im Zusammenhang mit echoarmen Arealen, sollten zum Anlaß für eine weitere protektive Behandlung genommen werden.

Die aus der experimentellen Studie gewonnenen biomechanischen Erkenntnisse lassen den Schluß zu, daß auch Hochleistungssportler bei entsprechender Rupturmorphologie (Adaptation der Sehnenenden) erfolgreich primär-funktionell behandelt werden können.

8 Zusammenfassung

In der Behandlung der frischen Achillessehnenruptur besteht die Kontroverse zwischen operativer und konservativer Therapie, wobei in Mitteleuropa gegenüber den skandinavischen und angloamerikanischen Ländern die operative Therapie favorisiert wird. Weitgehend einheitlich wird eine immobilisierende Gipsbehandlung zum Schutz der operierten aber auch als primär-konservative Therapie angewandt.

Ausgehend von den sehr guten Ergebnissen in der funktionellen Behandlung der fibularen Bandrupturen wurde ein Konzept zur primär-funktionellen als auch zur funktionellen Nachbehandlung der operierten Achillessehnenruptur entwickelt.

Im Rahmen einer prospektiv-randomisierten Studie wurde an der Unfallchirurgischen Klinik der Medizinischen Hochschule Hannover eine operativ-funktionelle mit einer konservativ-funktionellen Behandlung mit einem neuen Spezialschuh (Variostabil) verglichen.

Begleitend zur funktionellen Behandlung wurden erstmals neue Techniken der objektiven Weichteildarstellung wie Sonographie und Kernspintomographie angewendet. Hierbei wurde nicht nur die Rupturmorphologie (Rupturhöhe, Zerreissung des Peritendineums, Diastase in Neutralposition und 20°-Plantarflexion), sondern auch der Heilverlauf (Zunahme der Sehnendicke, Sehnenstruktur, Resorption des Hämatoms) longitudinal objektiviert.

In einem neu erstellten 100-Punkte-Score, welcher sowohl objektive als auch subjektive Parameter erfaßt, konnten die Ergebnisse in einem Nachuntersuchungszeitraum von 2 Jahren ermittelt werden.

Folgende Ergebnisse und Folgerungen können aus der Studie gezogen werden:
1. Bei 85% der behandelten Patienten ($n=192$) konnte eine komplette Adaptation der Sehnenstümpfe in der sonographisch-dynamischen Untersuchung in 20°-Plantarflexion festgestellt werden. Diese eignen sich somit für eine konservativ-funktionelle Behandlung.
2. Die sonographische Kontrolle des Heilverlaufs zeigte eine Zunahme des Regenerats ab der 6. Woche mit einem Maximum der Sehnendicke zwischen 3 Monaten und ½ Jahr. Bei den Kontrollen nach 1 und 2 Jahren zeigte sich eine geringfügige Abnahme der Sehnenstärke, wobei jedoch die Sehne im Vergleich zur gesunden Seite etwa 2- bis 3mal so dick blieb. In der statistischen Analyse fanden sich keine Unterschiede zwischen der primär-funktionellen und der operativ-funktionellen Behandlung.
3. Die Kontrollen der Kernspintomographie ergaben eine Homogenisierung der Sehnenstruktur nach ½–1 Jahr im Sinne einer Signalabnahme, welches als Abschluß des

„tissue remodellings" gewertet wurde und somit als Korrelat der Wiederherstellung einer der gesunden Seite entsprechenden Reißfestigkeit interpretiert werden kann.
4. Die Achillessehnenruptur führt sonographisch zum Verlust der parallel angeordneten Binnenstruktur mit kurzen echoreichen Reflexen. Eine inaugurierte sonographische Klassifikation der Sehnenstruktur nach Achillessehnenruptur objektiviert die Homogenisierung der Sehne in der Heilphase, läßt aber keine Korrelation im Hinblick auf Reißfestigkeit oder auf Risiken einer Reruptur zu.
5. Der neu entwickelte Spezialschuh zur funktionellen Behandlung der frischen Achillessehnenruptur gewährleistet eine sichere Sehnenheilung sowohl in der primär- als auch in der operativ-funktionellen Behandlung. Gegenüber der immobilisierenden Gipsbehandlung ergeben sich folgende Vorteile:
   – Die Möglichkeit eines frühzeitigen Rehabilitationsprogramms im Schuh mit Verminderung der Muskelatrophie und von Bewegungseinschränkungen im OSG, sowie Verbesserungen der koordinativen und propriozeptiven Fähigkeit.
   – Sofortige Vollbelastung mit Verkürzung der Arbeitsunfähigkeit ($n=4{,}2$ Wochen) und frühzeitiger Wiederaufnahme der sportlichen Aktivitäten).
6. Der Vergleich der operativ-funktionell mit den primär-funktionell behandelten Patienten in der prospektiv-randomisierten Studie zeigte folgende Ergebnisse:
   – In der sonographischen Messung der Sehnendicke im Rupturbereich fand sich nur nach 2–4 Wochen bei den primär-funktionell behandelten Achillessehnen eine signifikant geringere Sehnenstärke ($p=0{,}01$), welche aber schon nach 6 Wochen ausgeglichen werden konnte. Bei der Messung der maximalen Sehnendicke ergaben sich während der Sehnenheilung zwischen beiden Therapieregimen keine Signifikanzen.
   – Die dynamometrische Kraftmessung im Vergleich zur gesunden Seite konnte schon nach 3 Monaten 88% der Kraft im Mittel für beide Behandlungsgruppen nachweisen, was bei weiteren Nachuntersuchungen bis 95% (2 Jahre) gesteigert werden konnte. Zwischen beiden Therapieformen fanden sich keine statistisch nachweisbaren Unterschiede.
   – Die Bewertung des Gesamtergebnisses mit dem neuen 100-Punkte-Score ergab bei 48 von 50 Patienten sehr gute und gute Ergebnisse. Jeweils ein Patient in jeder Gruppe konnte ein befriedigendes Resultat erreichen. Eine statistische Signifikanz konnte nicht ermittelt werden.
7. Die Sonographie der Achillessehne bewährt sich als zuverlässiges Diagnostikum in der Erstdiagnostik (Ruptur: komplett/inkomplett, Rupturlokalisation und -form), in der dynamischen Erstuntersuchung (Diastase 0/20 Grad PF) und in der Verlaufskontrolle der Sehnenheilung (Struktur/Stärke). Einzuschränken bleibt jedoch, daß die sonographischen Ergebnisse untersucherabhängig sind, d.h., daß ein in der Ultraschallsonographie Erfahrener die Untersuchung durchführen sollte. Der Vorteil ist jedoch die allzeitige Verfügbarkeit und der relativ geringe Kostenaufwand.
8. Das NMR (für die prospektiv-randomisierte Studie als Kontrolle erforderlich) erfüllt eine fast gleiche diagnostische Qualität wie die Sonographie, ist aber für die Praxis meist nicht zu jeder Zeit verfügbar und erheblich zu teuer. Die Indikation wäre in einer Verlaufskontrolle beim Profisportler nach 5–6 Monaten mit der Frage der Homogenisierung des Sehnenregenerats (Korrelat zur Reißfestigkeit der ehemaligen Rupturstelle) bei bevorstehender Maximalbelastung im Training.
9. Der neu entwickelte Spezialschuh ist sowohl für die postoperative Nachbehandlung als auch für die primär-funktionelle Therapie der Achillessehnenruptur hervorragend

geeignet. Kraftentwicklung, Koordination, Propriozeption, Arbeits- und Sportfähigkeit sowie Sehnenheilung werden durch den funktionellen Reiz günstig beeinflußt. Die subjektive Beurteilung der Behandlungsmethode mit dem neuen Spezialschuh wurde ausnahmslos von den Patienten als eine Verbesserung gegenüber der Gipsbehandlung empfunden. Alle Patienten waren trotz eingeschränkter Dorsalflexion mit diesem orthetisch modifizierten Schuh weitaus mobiler als mit einem Gipsverband und bewerteten ihn mit sehr gut und gut, wobei auch das nächtliche Anbehalten des Schuhs in den ersten 6 Wochen eine hohe Akzeptanz fand.

10. Das Konzept der mobilen Schuhbehandlung, gepaart mit einem sonographischen Monitoring des Sehnenheilverlaufs, hat in der wechselweisen Abhängigkeit das funktionelle Behandlungskonzept ermöglicht. Obwohl im Regelfall eine 8wöchige Behandlung im Spezialschuh ausreicht, sollte bei geringer Regeneratbildung die Protektion der Sehnenheilung im Schuh, entsprechend den sonographischen Kontrollen, prolongiert werden.

11. Die sonographischen Kriterien zur Indikationsstellung der einzuschlagenden Behandlungsform haben sich in einer prospektiven Studie mit 137 Patienten bewährt. Danach können Patienten mit sonographisch in Plantarflexion ermittelter vollständiger Adaptation der Sehnenstümpfe erfolgreich primär-funktionell behandelt werden. Bei verbleibender Diastase in Plantarflexion sollte eine operativ-funktionelle Therapie durchgeführt werden.

12. Indikationen für eine primär-funktionelle Behandlung, unabhängig von dem sonographischen Befund, sind bei älteren, körperlich oder sportlich nicht aktiven Patienten zu stellen. Desweiteren gehören alle Patienten mit einem deutlich höheren Operationsrisiko, sowie Patienten mit reduzierter Gewebeheilung (z. B. Organtransplantation, Diabetiker, Niereninsuffizienz, Systemerkrankungen, Patienten mit Kortikosteroideinnahme) in diese Gruppe.

13. Bei Profisportlern sollte zum jetzigen Zeitpunkt eine operative, aber funktionelle Behandlung empfohlen werden, da bei der existentiellen Bedeutung eines Behandlungserfolgs noch kein ausreichendes Krankengut zu einer vergleichenden Beurteilung vorliegt.

14. In der biomechanischen Testung der menschlichen Achillessehne am Leichenpräparat konnte erstmals unter computergesteuerten Testbedingung eine Präparatfixierung erreicht werden, die zum einen zu einer intratendinealen Ruptur führte, zum anderen konnten im Vergleich zu früheren Studien alle biomechanischen Parameter erfaßt werden. Die Vorversuche konnten die Bedeutung der rechtwinkligen Einspannung des Kalkaneus zur Achillessehne, entsprechend der Neutralstellung des Fußes, als Voraussetzung für eine intratendineale Ruptur nachweisen.

15. Im Gegensatz zu den Ergebnissen aus der Literatur konnten weder bei der statischen und dynamischen Prüfung der biomechanischen Sehneneigenschaften, noch im Vergleich der beiden Alterskollektive statistisch signifikante Unterschiede der maximalen Reißkraft gefunden werden. Zwar konnten höhere Maximalkräfte bei den „jüngeren Sehnen" und bei höherer Reißgeschwindigkeit nachgewiesen werden, welche jedoch nicht das statistische Signifikanzniveau erreichten.
Signifikante Unterschiede konnten bei der Steifigkeit der Sehnen festgestellt werden, welche im Alter deutlich höher ist. Die Elongation der Sehne im Reißversuch ist ebenfalls signifikant abhängig von der Reißgeschwindigkeit, wobei eine langsamere Geschwindigkeit zu einer größeren Elongation führt. In der Gruppe I (< 35 Jahre)

konnte eine größere Elongation im Vergleich zur Gruppe II (> 35 Jahre) festgestellt werden, ohne daß das Signifikanzniveau erreicht wurde. Der in der Auswahl der Präparate beachtete Aktivitätsgrad der Verstorbenen läßt die Vermutung zu, daß eine mit dem Alter häufig einhergehende Inaktivität erheblich größeren Einfluß auf die Sehneneigenschaft hat als das Alter an sich. Die in der Literatur unter technisch problematischeren Bedingungen gewonnenen Ergebnisse halten einer exakten biomechanischen und statistischen Überprüfung nicht stand, wobei unter den heutigen Möglichkeiten ein noch größeres Kollektiv überprüft werden sollte, um Unterschiede und Signifikanzen dieser Studie noch stärker zu akzentuieren.

16. In der tierexperimentellen Studie wurde eine funktionelle Behandlung mit einer Spezialorthese inauguriert, wobei konsequenterweise die Kaninchen entgegen der sonst üblichen Einzelhaltung in einem großen Raum in Gruppen gehalten wurden, so daß die nötige Bewegungsfreiheit zur funktionellen Belastung gegeben war.

17. Im Rahmen dieser Studie wurde, verglichen mit anderen Studien, zusätzlich die operative Behandlung der Achillessehnenruptur mittels Fibrinkleber aufgenommen. Erstmalig wurde keine quere Tenotomie, sondern eine dem Achillessehnenriß vergleichbare „Mop-and tear-Tenotomie" erzeugt. Der Untersuchungszeitraum von insgesamt 3 Monaten, unterteilt in 4 verschiedene Behandlungsabschnitte, zeigte sich ausreichend, um die wesentlichen Heilvorgänge in der biomechanischen Testung und in der feingeweblichen Aufarbeitung erschöpfend zu analysieren.

18. Bei der biomechanischen Testung konnte ein Präparateinspannung gefunden werden, die eine sichere intratendineale Ruptur auch der gesunden Kontrollsehnen gewährleistete.

19. Die in der vorliegenden experimentellen Studie gewonnenen Ergebnisse unterstreichen die Bedeutung der gerichteten funktionellen Belastung für den Heilvorgang nach Achillessehnenruptur. Im Vergleich zu immobilisierenden Behandlungsformen zeigt die funktionelle Behandlung unabhängig von den in dieser Studie durchgeführten verschiedenen Rupturversorgungen eine deutliche Überlegenheit.

Die funktionelle Behandlung der Achillessehnenruptur führt sowohl in der Kombination einer Sehnennaht oder Fibrinklebung als auch in der primär-funktionellen Therapie zu einer stabilen Sehnenheilung, wobei ab dem 2. Moant innerhalb der verschiedenen Behandlungsgruppen keine signifikanten biomechanischen Unterschiede feststellbar waren. Die Frühphase der Sehnenheilung zeigt eine Überlegenheit der Fibrinklebung und der Nahtbehandlung gegenüber der konservativen Therapie, welche aber im weiteren Heilverlauf ausgeglichen wird.

20. In der vorliegenden Studie zeigt sich in allen 3 Gruppen eine fortschreitende Differenzierung von frischem Granulationsgewebe zu reifem Sehnengewebe, wobei das Regeneratgewebe nach 3 Monaten sich soweit strukturiert hat, daß es in der Übergangszone nur noch schwer vom „Altgewebe" zu unterscheiden ist. Zwischen den verschiedenen Behandlungsformen fand sich aus histologischer Sicht kein signifikanter Unterschied. Der Vergleich mit der Literatur zeigte einen erheblich kürzeren Gewebereifungsprozeß.

21. Der Vergleich der Sonographiebilder mit den histologischen Übersichtspräparaten läßt zumindest Tendenzen in der Interpretation zu. Die im Heilverlauf sonographisch dargestellte zunehmende Strukturierung mit Ausrichtung von echoreichen Reflexen kann als Korrelat für einen histologischen Übergang von bindegewebigem Regenerat hin zu Fasergewebe interpretiert werden.

Literatur

1. Abrahams M (1967) The mechanical behaviour of tendon collagen fibres under tension in vitro. In: Jacobsen B (ed) Digest 7th Int. Conf. Medical Bioingeneering, Stockholm, p 509 (44)
2. Abrahamsen H (1923) Ruptura tendinis Achilles. Uskr Laeg (Kopenhagen) 85: 278
3. Acrel O (1759) Kirurska Händelser. Ulff, Stockholm
4. Ahlberg A (1940) Über die Behandlungsergebnisse bei schweren Fersenbeinbrüchen. Acta Chir Scand 84: 187–198
5. Altmann K (1963) Zur Frage der Bauart und der mechanischen Beanspruchung mikroskopischer Muskelsehnen. Z Anat EntwGesch 124: 57–69
6. Anzel SH, Covey KW (1959) Disruptions of muscles and tendons. Surgery 45: 406
7. Arienti G, Ventura R, Ghizzo M, Torri G, Peretti G (1980) Sutura del tendine d'Achille nel ratto con colla di fibrina. Policlinico Sec Chir 87: 111–115
8. Arndt KH (1966) Über frische und veraltete subkutane Achillessehnenrisse. Z Ärztl Fortbild 60: 954
9. Arndt KH (1967) Zum Problem der subkutanen Achillessehnenrisse im Hinblick auf die Erwiderung von Riede. Z Ärztl Fortbild 61: 264
10. Arndt KH (1967) Behandlungsergebnisse bei offenen Achillessehnenverletzungen. Beitr Orthop 14: 1
11. Arnst KH (1976) Achillessehnenruptur und Sport. Bart, Leipzig
12. Arndt KH (1971) Untersuchungen zum Problem der subkutanen Achillessehnenrupturen unter traumatologischen und sportpraktischen Aspekten. Promotion-B-Schrift, Erfurt
13. Arndt KH (1966) Der subkutane Achillessehnenriß. Theor Prax Körperkultur 15: 262
14. Arner O, Lindholm A (1959) Subcutaneous rupture of Achilles tendon. Acta Chir Scand 239 (Suppl): 1
15. Athabegian L (1903) Über die Lage der Achillessehne bei verschiedenen Fußstellungen und bei Kontraktion der Wadenmuskulatur. Arch Orthop 1: 183
16. Baumann E (1925) Über Risse der Achillessehne. Schweiz Med Wschr 55: 300
17. Beck H (1966) Kunststoffkleber in der Extremitätenchirurgie. Med Dissertation, Universität Erlangen
18. Beltran J, Noto AM, Mosure JC, Shaman OM (1986) Ankle: surface coil MR imaging. Radiology 161: 203–209
19. Benassy J (1968) Ruptures du tendon d'Achille. Med Sport (Paris) 42: 56
20. Bertolini R, Jungmichel D, Kadner F, Weber H (1970) Experimentelle Erfahrungen bei der Achillessehnendurchtrennung. Beitr Orthop 17: 59
21. Beskin J, Sanders RA, Hunter SC (1987) Surgical repair of Achilles tendon ruptures. Am J Sports Med 15: 1–8
22. Biro B, Tarsoly E (1967) Über die Struktur der Achillessehne. Beitr Orthop Traumatol 14: 682–683
23. Blauth W (1989) Die Peroneus-brevis-Plastik bei großen Achillessehnendefekten. Operat Orthop Traumatol 1: 1
24. Blei CL (1986) Achilles tendon: US diagnosis of pathol. conditions. Radiology 159 76: 511
25. Block W (1923) Eine seltene Verletzung als Beitrag zur Festigkeit der Sehnen. Münch Med Wschr 70: 533

26. Blume M, Lauschke GT (1981) Tierexperimentelle Untersuchungen zur Wirksamkeit der Fibrinklebung bei der Versorgung von Achillessehnenverletzungen. Med Welt 39: 839
27. Bockenheimer W (1922) Zwei Fälle von Zerreißung der Achillessehne bei einem Akrobaten und einer Tänzerin. Münch Med Wschr 69: 1740
28. Bolhuis HW, Bongers KJ, Ponsen RJ (1988) Funktionelle Achillessehnenbehandlung. Ned Tijdschr Geneeskit 132 25: 1157–1159
29. Bösch P, Hertz H, Lintner F, Novotny R (1981) Beschleunigt das Fibrinklebesystem (FKS) die Heilungsvorgänge von Sehnengewebe? Arch Orthop Traumat Surg 98: 305–310
30. Bonutti PM, Garron GW, Andrish JT (1988) Isobutyl cyanoacrylate as a soft tissue adhesive. Clin Orthop Relat Res 229
31. Borsay J, Czipak J, Dettre G (1952) Experimentelle Untersuchungen über den Pathomechanismus der spontanen Sehnenruptur. Z Orthop 81: 552
32. Borysko E (1963) Collagen. In: Borasky (ed) Ultrastructures of protein fibers. Academic press London, p 19–37
33. Bragard K (1941) Über die Verletzung der Achillessehne und ihre Beseitigung durch Sehnenverlängerung. Z Orthop (Beilageheft) 72: 267
34. Brisset P (1927) A propos da la rupture du tendon d'Achille. Bull Soc Chir (Paris) 53: 982
35. Brown TD, Fu FH, Hanley EN (1981) Comparative assessment of the early mechanical integrity of repaired tendo achillis ruptures in the rabbit. J Trauma Vo 21: 11
36. Brown WH (1907) Notes of three cases of rupture of the tendo Achillis, two compound and a simple. Lancet I: 1964
37. Bruce RK, Hale TL, Gilbert SK (1982) Ultrasonography evaluation for ruptured Achilles tendon. J Am Podiatry Assoc 72: 15–17
38. Buck RC (1953) Regeneration of tendon. J Pathol Bact 66: 1–19
39. Campani R, Pisani A, Benazzo F, Castelli C, Meroni L, Barazzoni G (1985) The approach to Achilles tendinopathies in athletes. Echographic aspects. Radiol Med Torino 12: 44–50
40. De Campos Vidal B, De Carvalho HF (1990) Aggregatinal state and molecular order of tendons as a function of age. Matrix 10: 48–57
41. Carden DG, Noble J, Chalmers J, Lunn P, Ellis J (1987) Rupture of the calcaneal tendon. J Bone Joint Surg [Br] 69: 416
42. Carlstedt CA, Madsen K, Wredmarkt T (1986) Biomechanical and biochemical studies of tendon healing after conservative and surgical treatment. Arch Orthop Trauma Surg 105: 211–215
43. Carr AJ, Norris SH (1989) The blood supply of the calcaneal tendon. J Bone Joint Surg [Br] 71 1: 100–101
44. Cessi C, Bernardi G (1965) The kinetics of enzymatic degradation and the structure of proteinpolysaccharide complexes of cartilage – in: Structure and function of connective and skeletal tissue. Butterworth, London, pp 152–156
45. Cetti R, Christensen SE (1983) Surgical treatment under local anaesthesia of Achilles tendon rupture. Clin Orthop 173: 204–208
46. Christensen J (1953) Rupture of Achilles tendon. Acta Chir Scand 106: 50
47. Chvapil M, Hruza Z (1962) Physical and physical-chemical heterogeneity of collagen fibers from rat tail tendon. Gerontologia 6: 102–117
48. Chvapil M, Zahradnik R (1959) A study of the chemical shrinkage and relaxation of collagen fibers. Biochem Biophys Acta 40: 329–339
49. Clement DB, Taunton JE, Smart GW (1984) Achilles tendinitis and peritendinitis: etiology and treatment. Am J Sports Med 12 39: 179–183
50. Conway AM, Dorner RW, Zuckner J (1967) Regeneration of resected calcaneal tendon of the rabbit. Anat Rec 158: 43–49
51. Cooper DR, Russel AE (1969) Intra- and intermolecular crosslinks in collagen in tendon cartilage and bone. Clin Orthop 67: 188–209
52. Cooper RR, Misol S (1970) Tendon and ligament insertion. A light and electron microscopic study. J Bone Joint Surg [Am] 52: 1–20
53. Copeland SA (1990) Rupture of the Achilles tendon, a new clinical test. Ann Roy Coll Surg 72: 270–271
54. Cox RW, Grant RA (1969) The structure of collagen fibril. Clin Orthop 67: 172–187

55. Crolla RMPM, Van Leuwen DM, Van Ramshorst B, Van der Werken C (1987) Acute rupture of the tendon calcaneus. Acta Orthop Belg 53: 492
56. Cronkite AE (1935) The tensile strength of human tendons. Anat Rec 64: 173–186
57. Cummins LJ, Anson BJ, Wright RW, Hauser EDW (1946) The structure of calcaneal tendon in relation to orthopedic surgery. Surg Gynecol Obstet 83: 107
58. Dahmen G (1962) Elektronenmikroskopische Beobachtungen an degenerierten Sehnen. Arch Orthop Unfallchir 54: 126
59. Dahmen G (1968) Physiologische und pathologische Veränderungen des Bindegewebes. Ergeb Chir Orthop 51: 37
60. Dambrin J (1906) Les ruptures sous-cutanees du tendon d'Achille. Zentralbl Chir 33: 1014
61. Davidsson L (1956) Über die subkutanen Sehnenrupturen und die Regeneration der Sehne. Ann Chir Gynaec Fenn 45 [Suppl 6]: 1
62. Dedrich R, Bonse H, Hild A, Künn G, Wolf L (1988) Achillessehnenrupturen: Ursachen, Operationstechnik, Ergebnisse, Begutachtungsprobleme. Unfallchirurg 91: 259–269
63. Dillehay G (1984) The ultrasonografic characterization of tendons. Invest Radiol 19: 338
64. Dobson J (1969) John Hunter Edinburgh p 127
65. Duchanoy et Montballon (1775) Rupture du tendon d'Achille. J Med (Paris) 43: 154
66. Edna TH (1980) Non-operative treatment of Achilles tendon rupture. Acta Orthop Scand 51: 991–993
67. Egkher E, Spängler H, Spänger HP (1986) Indications and limits of fibrin adhesive applied to traumatological patients. Traumatol Orthop
68. Elliot DH, Crawford NC (1965) The thickness and collagen content of tendon relative to the strength and cross sectional area of muscle. Proc R Soc Lond [Biol 43] 162: 137–146
69. Elftmann H (1939 a) Forces and energy changes in the leg during walking. Am J Physiol 125: 339–356
70. Elftmann H (1939 b) The function of muscles in locomotion. Am J Physiol 125: 357–366
71. Enwemeka CS, Spielholz NI, Nelson AJ (1988) The effect of early functional activities on experimentally tenotomized achilles tendons in rats. Am J Phys Med Rehab 67: 264–269
72. Enwemeka CS, Rodriguez O, Mendosa S (1990) The biomechanical effects of low-intensity ultrasound on healing tendons. Ultrasound Med Biol 16: 801–807
73. Eyb R (1981) Subcutane Achillessehnenruptur. Unfallheilkunde 84: 427
74. Fick R (1911) Handbuch der Anatomie und Mechanik der Gelenke. Fischer, Jena
76. Fornage BD (1986) Achilles tendon: US examination. Radiology 159: 759
77. Fossgreen J (1965) Druckmessungen in der Achillessehne des Menschen. Acta rheum scand 11: 169
78. Franke J (1965) Die Bedeutung der Weichteilaufnahme des Rückfußes für die Diagnostik und Beurteilung des Verlaufs bei Achillessehnenruptur und Peritendinitis achillea. Beitr Orthop 12: 741
79. Franke K (1968) Über einige diagnostische und therapeutische Probleme bei der Achillessehnenruptur. Med Sport 8: 43
80. Franke K (1972) Zur Behandlung der subkutanen Achillessehnenruptur. Med Sport 12: 340
81. Friaque R (1897) Des ruptures sous-cutanees du tendon d'Achille – Noveau Procede du a le professeur Poirier. These, Paris
82. Frings H (1969) Über 317 Fälle von operierten subkutanen Achillessehnenrupturen bei Sportlern und Sportlerinnen. Arch Orthop Unfallchir 67: 64–72
83. Frisen M, Mägi M, Sonnerup L, Viidik A (1969 a) Rheological analysis of soft collagenous tissue. Theoretical considerations. J Biomech 2: 13–20
84. Frisen M, Mägi M, Sonnerup L, Viidik A (1969 a) Rheological analysis of soft collagenous tissue. Experimental evaluations and verifications. J Biomech 2: 21–28
85. Gerber G (1960) Studies on the metabolism of tissue proteins. Turnover of collagen lebeled with proline-u-c 14 in young rats. J Biol Chem 235: 2653–2656
86. Gersten JW (1955) Effect of ultrasound on tendon extensibility. Am J Phys Med 34: 362–369
87. Gersten JW (1956) Mechanics of body elevation by gastrocnemius-soleus contraction. Am J Phys Med 35: 12–16
88. Gersuny R (1896) Die subkutane Zerreißung der Achillessehne. Wien Med Wschr 46: 1674
89. Ghysen J, Pirson Y, Rombouts JJ, Squifflet JP, Alexandre GP (1985) Rupture non traumatique du tendon d'Achille apres transplantation renale. Presse Med 14: 1652–1654

90. Gilcreest EL (1933) Ruptures and tears of muscles and tendons of lower extremity; report of 15 cases. J Am Med Assoc (Chicago) 100: 153
91. Gillies H, Chalmers J (1970) The management of fresh ruptures of the tendo Achillis. J Bone Joint Surg [Am] 52: 337–343
92. Glückert K, Pesch H-J, Czerwenka R (1980) Ergebnisse der Sehnenklebung im Experiment und in der Klinik. Hefte Unfallheilkd 148: 818
93. Goldstein JD, Tria AJ, Zawadsky JP (1989) Development of a reconstituted collagen tendon prosthesis. J Bone Joint Surg [Am] 71/8: 1183–1191
94. Graf J, Schneider U, Niethard FU (1990) Die Mikrozirkulation der Achillessehne und die Bedeutung des Paratenons. Handchir Mikrochir Plast Chir 22: 163–166
95. Grafe H (1969) Aspekte zur Ätiologie der subkutanen Achillessehnenruptur. Zentralbl Chir 94: 1073
96. Grassmann W (1965) Introduction. In structure and function of connective and skeletal tissue. Butterworth, London pp 1–2
97. Gratz CM, Blackberg SN (1935) Engineering methods in medical research. Mech Enginee 57: 217–220
98. Gross J (1964) Biology of connective tissue: Remodelling of collagen in metamorphosis. Medicine 43: 291–303
99. Haas F, Haiböck H, Reindl P (1987) Achillessehnenklebung mit Fibrinkleber. Zentralbl Chir 112: 99–104
100. Häggmark T, Liedberg H, Erikkson E, Wredmark T (1986) Calf muscle atrophy and muscle function after non-operative vs. operative treatment of achilles tendon ruptures. Orthopedics 9/2: 160–164
101. Haschert H, Thiela A (1988) Operative Versorgung der Achillessehnenruptur und frühe funktionelle Nachbehandlung. Dtsch Z Sportmed 39: 52–56
102. Hastad K, Larsson LG, Lindholm A (1959) Clearance of radiosodium after local deposit in the Achilles tendon. Acta Chir Scand 116: 251
103. Hauser J, Marty A, Middendorp UG (1986) Der Fibrinkleber Tissucol in der allgemeinen Chirurgie und Traumatologie. Orthopädie 1: 18–39
104. Hall DA (1961) The chemistry of connective tissue. Thomas, Springfield, III. p 27
105. Hansson H-A, Dahlin LB, Lundborg G (1988) Transiently increased insulin-like growth factor I – immunoreactivity in tendons after vibration trauma. Scand J Plast Reconstr Surg 22: 1–6
106. Harkness RD (1961) Biological functions of collagen. Biol Rev 36: 399–463
107. Heger H (1966) Verletzung und Belastung der Achillessehne des Geräteturners. Prax Leibesübungen 2: 27
108. Herring GM (1968) The chemical structure of tendon, cartilage, dentin and bone matrix. Clin Orthop 60: 261–289
109. Hesse F (1933) Die Behandlung der Sehnenverletzungen. Erg Chir Orthop 26: 174–264
110. Hicks JH (1953) The mechanics of the foot: The joints. J Anat 87: 345–357
111. Highberger JM (1947) The structural stability of the collagen fiber in relation to the mechanism of tanning. Am Leather Chem Ass 42: 493–511
112. Hodge J, Petruska JA, Bailey AJ (1965) The subunit structure of the tropocollagen macromolecule and its relation to various ordered aggregation states. Structure and function of connective and skeletal tissue. Butterworth, London, pp 31–41
113. Höling HJ, Dahmen G (1963) Sublichtmikroskopische Untersuchungen an gesunden und degenerierten Sehnen. Z Orthop 97: 339
114. Hosey G, Kowalchike E, Tesoro D, Balaszy J, Klocek J, Pederson B, Wertheimer SJ (1991) Comparison of the mechanical and histological properties of Achilles tendon in New Zealand White rabbits secondarily repaired with Marlex Mesh. J Foot Surg 30: 214–233
115. Holmlund D (1976) Physical properties of surgical suture materials: stress-strain, relationship, stress-relaxation and irreversible elongation. Ann Surg 18 (2): 189–193
116. Houck JC, Singer JJ, Hennemann E (1971) Adequate stimulus for tendon organs with observations on mechanics of ankle joint. J Neurophysiol 34: 1051–1065
117. Hyrtl J (1880) Onomatologia Anatomica. Bräumüller, Wien
118. Inglis AE, Scott N, Sulco TP, Patterson AH (1976) Ruptures of the tendo Achilles. J Bone Joint Surg [Am] 58: 990

119. Ippolito E, Natali PG, Postacchini F, Accini L, De Martino C (1980) Morphological, immunochemical and biochemical study of rabbit Achilles tendon at various ages. J Bone Joint Surg [Am] 62/4: 583
120. Jackson BA, Schwane JA, Starcher BC (1991) Effect of ultrasound therapy on the repair of achilles tendon injuries in rats. Med Sci Sports Exerc 23/2: 171–176
121. Jacobs D, Martens M, Van Audekercke R, Mulier JC, Mulier FR (1978) Comparison of conservative and operative treatment of Achilles tendon rupture. Am J Sports Med 6: 107
122. Jessing P, Hansen E (1975) Surgical treatment of 102 tendo Achillis ruptures – Suture or tenotoplasty? Acta Chir Scand 141: 370–377
123. Jozsa L, Letho M, Kannus P (1989) Fibronectin and laminin in Achilles tendon. Acta Orthop Scand 60/4: 469–471
124. Kager H (1939) Zur Klinik und Diagnostik des Achillessehnenrisses. Chirurg 11: 691
125. Kapetanos G (1982) The effect of the local corticosteroids on the healing and biomechanical properties of the partially injured tendon. Clin Orthop Relat Res 163: 170–179
126. Karasev VI (1969) Möglichkeiten subkutaner Achillessehnenrisse durch vertikale Dehnkräfte. Ortop Travm Protez (Moskau-Charkow) 30/12: 41
127. Karasev VI (1969) Ruhigstellung und funktionelle Therapie bei kompletten Achillessehnendurchtrennungen. Klin Chir (Kiew) 10: 68
128. Karpakka J, Väänänen K, Virtanen P, Savolainen J (1990) The effects of remobilization and exercise on collagen biosynthesis in rat tendon. Acta Physiol Scand 139: 139–145
129. Kellam JF, Hunter GA, McElwain JP (1985) Review of the operative treatment of achillis tendon rupture. Clin Orthop 201: 80–83
130. Klammer H-L, Gritze G (1985) Fibrinklebung bei Achillessehnenrupturen. Wehrmed Mschr 12
131. Kleinman M, Gross AE (1983) Achilles tendon rupture following steroid injection. J Bone Joint Surg [Am] 65: 9
132. Komi PV, Salonen M, Järvinen M, Kokko O (1987) In vivo registrations of Achilles tendon forces in man – methodological development. Int J sports Med 8: 3–8
133. Kuschner SH, Orlando CA, McKellop HA, Sarmiento A (1991) A comparison of the healing properties of rabbit Achilles tendon injuries. Clin Orthop 272
134. Kvist M, Jozsa L, Järvinen M, Kvist H (1985) Fine structural alterations in chronic Achilles paratenonitis in athletes. Path Res Pract 180: 416–423
135. Kvist M, Letho M, Jozsa L (1988) Chronic Achilles paratenonitis – An immunohistologic study of fibronectin and fibrinogen. Am J Sports Med 16/6: 616–623
136. Lagergren C, Lindholm A (1959) Vascular distribution in the Achilles tendon. Acta Chir Scand 116: 491
137. Lang J, Viernstein K (1966) Degeneration, Riß und Regeneration der Achillessehne. Z Orthop 101: 160
138. Lawrence GH, Cave EF, O'Connor H (1955) Injury to the Achilles tendon. Amer J Surg 89, 759
139. Lea RB, Smith L (1968) Rupture of the Achilles tendon: non-surgical treatment. Clin Orthop 60: 115–118
140. Lehman JF, Masock AJ (1970) Effect of therapeutic temperatures on tendon extensibility. Arch Phys Med 51: 481–487
141. Limpscomb PR, Wakim KG (1961) Further observations in the healing of severed tendons: An experimental study. Staff Meeting Mayo Clinic 36/11: 277–282
142. Lindahl O, Hallen LG (1965) Knäledens „slutroration". Nord Med 74: 1121
143. Lindholm A (1959) A new method of operation for subcutaneous rupture of the Achilles tendon. Acta Chir Scand 117: 261–270
144. Lissner J, Seiderer M (1990) Klinische Kernspintomographie. Enke, Stuttgart
145. Lötzke K-H (1956) Über die Achillessehne mit ihren Faszienverhältnissen beim Menschen und den Subkutanraum im Bereich der Wadenmuskulatur. Anat Anz 103: 287
146. Longet (1869) Quelques considerations sur un cas de rupture du tendon d'Achille. Recueil Mem Med Mil (Paris) 57: 1
147. Lynn (1902) Ambulatory treatment of the ruptured tendo Achillis. Br Med J I: 137
148. Mabit CH, Bellaubre JM, Charissoux JL, Caix M (1986) Study of the experimental biomechanics of tendon repair with immediate active mobilization. Surg Radiol Anat 8: 29–35
149. Macartney D (1906) Unusual case of ruptured tendo Achillis. Glasgow Med J 66: 170

150. Maner MB (1981) Ultrasonic findings in a ruptured Achilles tendon. Radiographics 5: 81
151. Mann RA, Holmes GB, Seale KS, Collins DN (1991) Chronic rupture of the Achilles tendon: A new technique of repair. J Bone Joint Surg [Am] 73/2: 214–219
152. Manske PR, Gelberman RH, Vandenberg JS, Lesken P (1984) Intrinsic flexor-tendon repair – A morphologic study in vitro. J Bone Joint Surg [Am] 66/3
153. Manske PR, Lesker P (1984) Histologic evidence of instrinsic flexor tendon repair in various experimental animals. Clin Orthop 182: 445
154. Marcus DS, Reicher MR, Kellerhouse LEF (1989) Achilless tendon injuries: The role of MR Imaging. J Comp Assist Tomog 13/3: 479–486
155. Marti RK, Van der Werken C, Schutte P (1983) Operative repair of ruptured Achilles tendon and functional aftertreatment. Netherlands J Surg 35: 61–68
156. Marti R, Weber BG (1974) Achillessehnenruptur-funktionelle Nachbehandlung. Helv Chir Acta 41: 293–296
157. Mathews MB (1967) Biophysical aspects of acid mucopolysaccharides relevant to connective tissue structure and function. In: Wagner BM, Smith DE (eds) The connective tissue. Williams & Wilkins, Baltimore pp 304–329
158. Maurer H, Zweymüller K, Tappeiner G (1969) Die Blutversorgung der Achillessehne der Ratte unter normalen und experimentellen Bedingungen. Verh Anat Ges 125: 737
159. Maydl K (1882) Über subkutane Muskel- und Sehnenzerreißungen sowie Rißfrakturen. Dtsch Z Chir 18: 35
160. Mayer R (1984) Sonographie der Achillessehnenruptur. Digitale Bilddiagn 4: 185
161. McMaster PE (1933) Tendon and muscle ruptures. J Bone Joint Surg 15: 705–733
162. McWhortter JW, Francis RS, Heckmann RA (1991) Influence of local steroid injections on traumatized tendon properties. Am J Sports Med 19/5: 435–439
163. Meyer K, Davidson E (1956) The acid mucopolysaccharides of connective tissue. Biochem Biophys Acta 21: 506–518
164. Miles J, Grana W, Egle D, Min KW, Chitwood J (1992) The effect of anabolic steroids on the biomechanical and histological properties of rat tendon. J Bone Joint Surg [Am] 74/3: 411 ff
165. Minns RJ, Muckle DS (1982) Mechanical properties of traumatized rat tendo-Achilles and the effect of an anti-inflammatory drug on the repair properties. J Biomech 15/10: 783–787
166. Mitton RG, Morgam FR (1960) The mechanical properties of vegetable tanned collagen fibres. Soc Leather Trades Chem J 44: 58–82
167. Mohr W (1987) Pathologie des Bandapparates. In: Doerr W, Seifert G (Hrsg) Spezielle Pathologische Anatomie. Springer, Berlin Heidelberg New York Tokyo, S 123–213
168. Mollier G (1937) Beziehungen zwischen Form und Funktion der Sehnen im Muskel-Sehnen-Knochen-System. Morphol Jb 79: 161–199
169. Monro A (1782) Sämtl. Werke. Leipzig
170. Mortensen NHM, Saether J (1991) Achilles tendon repair: A new method of Achilles tendon repair tested on cadaverous materials. J Trauma 31/3: 381–384
171. Nakagawa Y, Totsuka M, Sato T, Fukuda Y, Hirota K (1989) Effect of disuse on the ultrastructure of the Achilles tendon in rats. Eur J Appl Physiol 59: 239–242
172. Naumann G (1986) Ruptura totalis subcutanea tendinis Achillis. Hygeia (Stockholm) 9: 900
173. Nelen G, Martens M, Burssens A (1989) Surgical treatment of chronic Achilles tendinitis. Am J Sports Med 17/6: 754–759
174. Neuberger A (1955) Metabolism of collagen under normal conditions. In: Brown R, Danielli JF (eds) Fibrous proteins. Symp Soc Exp Biol Cambridge 72: 74
175. Neucourt N (1867) De la pretendue rupture incomplete du tendon d'Achille. J Connaiss Med Chir (Paris) 426
176. Nimni ME, Bernick S, Cheung DT (1988) Biochemical differences between dystrophic calcification of cross-linked collagen implants and mineralization during bone induction. Calcif Tissue Int 42: 313–320
177. Nistor L (1981) Surgical and non-surgical treatment of Achilles tendon rupture. J Bone Joint Surg [Am] 63: 394
178. Nordschow CD (1966) Aspects of ageing in human collagen: An exploratory thermoelastic study. Exper Molec Path 5: 350–373 (45)

179. Nyström B, Holmlund D (1983) Experimental evaluation of immobilization in operative and non-operative treatment of Achilles tendon rupture. Acta Chir Scand 149: 669–673
180. Nyström B, Holmlund D (1983) Separation of tendon ends after suture of Achilles tendon. Acta Orthop Scand 54: 620–621
181. O'Brian T (1984) The needle test for complete rupture of the tendon Achilles. J Bone Joint Surg [Am] 66: 1099–1101
182. Paar O, Bernett P (1984) Therapie der Achillessehnenruptur beim Sportler. Fortschr Med 43: 1106
183. Paar O, Bernett P (1986) Applications of fibrin sealing in sports traumatology. Springer, Berlin Heidelberg New York Tokyo (Traumatology and Orthopedy vol 7)
184. Paar O, Smasal V, Bernett P (1986) La colla di fibrina nella traumatologia sportiva. Risultati ottanuti nella riparazione di cartilagini e del tendine d'Achille. Ital J Sports Traumatol 8: 83–93
185. Paar O (1986) Vergleichende Untersuchungen zur Naht- und Fibrinklebungsversorgung von Achillessehnenruptur. In: Reifferscheid M (Hrsg) Neue Techniken in der operativen Medizin. Springer, Berlin Heidelberg New York Tokyo S 95–97
186. Paavo VK (1990) Relevance of in vivo force measurements to human biomechanics. J Biomech 23: [Suppl 1] 23–34
187. Pare A (1594) Opera chirurgica, 10. Buch. Feyrabend & Fischer, Frankfurt
188. Partington FR, Wood GC (1963) The role of non-collagen components in the mechanical behaviour of tendon fibres. Biochem Biophys Acta 69: 485–495
189. Percy EC, Conochie LB (1978) The surgical treatment of ruptured tendo Achillis. Am J Sports Med 6: 132–136
190. Person A, Wredemark T (1979) The treatment of total ruptures of the Achilles tendon by plaster immobilization. Int Orthop 3: 149–152
191. Peters PE, Matthiass HH, Reiser M (1990) Magnetresonanztomographie in der Orthopädie. (Bücherei des Orthopäden, Bd. 56, Beihefte zur Zeitschrift für Orthopädie) Enke, Stuttgart
192. Petit JL (1722) Sur les ruptures des tendons qui s'inserent au talon, que l'on nomme tendons d'Achille. Hist Acad roy Sci Imprimeric Royale, Paris
193. Pillet J, Albaret P (1972) La rupture du tendon d'Achille. Med Sport 46: 15
194. Polaillon (1888) Rupture du tendon d'Achille, Suture-Guerison. Bull Soc med prat (Lille) vom 22.7.1888
195. Quenu J, Stoianovitch SM (1929) Les ruptures du tendon d'Achille. Rev Chir 67: 647
196. Quigley BM, Chaffin DB (1971) A computerized biomechanical model applied to analysis of skiing. Med Sci Sports 3: 89–96
197. Quinn SF, Murray WT, Clark RA, Cochran CF (1987) Achilles tendon: MR Imaging at 1,5T. Radiology 164: 767–770
198. Ralston EL, Schmidt ER (1971) Repair of ruptured Achilles tendon. J Trauma 11: 15
199. Rapoport SM (1969) Medizinische Biochemie. Volk und Gesundheit, Berlin
200. Redaelli C, Niederhäuser U, Carrel T, Meier U, Trentz O (1992) Achillessehnenruptur – Fibrinklebung oder Naht? Der Chirurg 63: 572–576
201. Regnault (1840) Rupture du tendon d'Achille. These, Paris
202. Reinig JW, Dorwart RH, Roden WC (1985) Imaging of ruptured Achilles tendon. J Comput Assist Tomogr 9: 1131–1134
203. Reiser M, Rupp N, Lehner K, Paar O, Gradinger R, Karpf PM (1985) Die Darstellung der Achillessehne im Computertomogramm. Fortschr Röntgenstr 141: 173–177
204. Reys JHO (1915) Über die absolute Kraft der Muskeln im menschlichen Körper. Pflug Arch Ges Physiol 160: 183–204
205. Richet (1876) Rupture du tendon d'Achille dans un point insolite. Gaz Hop (Paris) 22
206. Richon CH-A, Egloff DV, Rausis C (1983) Der Fibrinkleber Tissucol in der Chirurgie. Symposium Sion
207. Riede D (1965) Subkutane Achillessehnenrisse als typische Sportverletzung. Beitr Orthop 12: 739
208. Riede D (1972) Ätiologie, Diagnose und Therapie der subkutanen Achillessehnenruptur und der Peritendinitis achillea. Med Sport 12: 321
209. Riedinger J (1898) Über Rißverletzungen und Platzwunden der unteren Extremitäten. Mschr Unfallheilk 5: 319

210. Rigby BJ, Hirai N (1959) The mechanical properties of rat tail tendon. J Gen Physiol 43: 265–283
211. Roberts JM, Goldstrohm GL, Brown TD, Mears DC (1983) Comparison of unrepaired, primarily repaired, and polyglactin mesh-reinforced Achilles tendon lacerations in rabbits. Clin Orthop Relat Res 181
212. Rodkey WG, Cabaud EH, Feagin JA, Perlik PC (1985) A partially biodegradable material device for repair and reconstruction of injured tendons. Am J Sports Med 13/4: 242–247
213. Rollhäuser H (1952) Untersuchungen über den submikroskopischen Bau kollagener Fasern. Morphol Jb 92: 1
214. Rudall KM (1965) Tissue maintenance and catabolism. In: Structure and Function of connective and skeletal tissue. Butterworth, London, pp 464–465
215. Rugg SG, Gregor RJ, Mandelbaum BR, Chiu L (1990) In vivo moment arm calculations at the ankle using MRI. J Biomech 23/5: 495–501
216. Rupp Gv, Stemberger A (1976) Versorgung frischer Achillessehnenrupturen mit resorbierbarem Nahtmaterial und Fibrinklebung. Med Welt 29: 796
217. Saar G (1914) Die Sportverletzungen. Neue Dtsch Chir 13: 115 und 120
218. Salomon A (1921) Über Sehnenersatz ohne Muskel, ein Beitrag zur Lehre von den funktionellen Reizen. Arch Klin Chir 119: 609
219. Sattler H, Harland U (1988) Arthrosonographie. Springer, Berlin Heidelberg New York Tokyo
220. Schaaf D, Gutzer H-J, Weber H (1981) Die typische Achillessehnenruptur und ihre operative Behandlung. Med Welt 32/16
221. Schatzker J, Branemark PI (1969) Intravital observation on the microvascular anatomy and microcirculation of the tendon. Acta Orthop Scand [Suppl] 126: 1–23
222. Schatzker J (1969) The architecture of the tendon. Göteborg
223. Scheller AD (1980) Tendon injuries about the ankle. Symp Sports Inj 2:801
224. Schepsis AA, Leach RE (1987) Surgical management of achilles Tendinitis. Am J Sports Med 15/4: 308–315
225. Schiller S, Dorfman A (1957) The metabolism of mucopolysaccharides in animals: The effect of cortisone and hydrocortisone on rats skin. Endokrinology 60: 367
226. Schlag G, Redl H (1988) Fibrin sealant in orthopedic surgery. Clin Orthop 227: 269–285
227. Schmidtsdorf G (1971) Behandlung und Spätresultate der subkutanen Achillessehnenruptur. Beitr Orthop Traumatol 18/31: 357–361
228. Schmitt W, Ervig K, Beneke G (1970) Die Sehnenregeneration im wachsenden und ausgewachsenen Organismus. Beitr Pathol 141: 261
229. Schnaberth K (1940) Über den kompletten Riß der Achillessehne als derzeit häufige Sportverletzung. Arch Orthop Unfallchir 40: 594
230. Schneider PG (1970) Orthopädische Probleme des Leistungssports. Münch Med Wochenschr 112: 553
231. Schnelle HH (1955) Längen-, Umfangs- und Bewegungsausmaße des menschlichen Körpers. Barth, Leipzig
232. Schnorrenberg G (1962) Über die Gefäßversorgung der Achillessehne. Morph Jb 103: 428
233. Schönbauer HR (1952) Vollständige subkutane Risse der Achillessehne. Mschr Unfallheilkd 55: 617
234. Schönbauer HR (1964) Gedeckte Achillessehnerisse. Wiederherst-Chir Traumat 8: 160
235. Schwartz W (1961) Elektronenmikroskopische Untersuchungen über den Aufbau und die Bildung der Sehne. Verh Dtsch Orthop Ges 48: 38–44
236. Schwarz B, Heisel J, Mittelmeier H (1984) Achillessehnenrupturen. Ursache, Prognose, Therapie, Spätergebnisse. Aktuel Traumatol 13: 111–114
237. Scola E (1992) Stumpfe Arterienverletzungen. Hefte Unfallheilk 224
238. Scott SH, Winter DA (1990) Internal forces at chronic running injury sites. Med Sci Sports Exer 22/3: 357–369
239. Shields CL, Kerlan RK, Jobe FW, Carter VS, Lombardo SJ (1978) The Cybex II: Evaluation of surgically repaired Achilles tendon ruptures. Am J Sports Med 6: 369–372
240. Silfverskjöld N (1933) Sehnennaht und Plastik bei totaler Achillessehnenruptur. Acta Chir Scand 70/224: 78
241. Simmons GL (1864) Laceration of Achilles tendon. Am Sci Med (Philadelphia) 47: 566
242. Sjöström M, Nyström B (1983) Achilles tendon injury – Tendon elongation and soleus muscle fine structure in rabbit after different therapies. Virchows Arch (Pathol Anat) 399: 177–189

243. Sonnerup L (1969) Mechanical methods to quantify ageing in connective tissues. In: Engel A, Larsson T (eds) Ageing of connective and skeletal tissue. Thule Int Symp Nordiska bokhandelns förlag, pp 153–162
245. Spencer JD (1988) Spontaneous ruptures of tendons in dialysis and transplant patients. Injury 19: 86–88
246. Spoor CW, Van Leeuwen JL, Meskers CGM (1990) Estimation of instantaneous moment arms of lower-leg muscles. J Biomech 23/12: 1247–1259
247. Stampfel O, Tscherne H (1969) Zum Achillessehnenausriß. Zentralbl Chir 94: 1691–1692
248. Stavrache J, Georgescu L (1962) Beobachtungen über histopathologische Ursachen bei Sehnenrissen. Beitr Orthop 12: 589
249. Stein SR, Luekens CA (1976) Closed treatment of Achilles tendon ruptures. Orthop Clin North Am 7: 241–246
250. Strehler BL (1969) Molecular biology of aging. Naturwissenschaften 56: 57–61
251. Stucke K (1950) Über das elastische Verhalten der Achillessehne bei Zerreißversuchen. Langenbecks Arch Klin Chir 264: 589
252. Stucke K (1950) Über das elastische Verhalten der Achillessehne im Belastungsversuch. Langenbecks Arch Klin Chir 265: 579
253. Tauro JC, Parsons JR, Ricci J, Alexander H (1991) Comparison of bovine collagen xenografts to autografts in the rabbit. Clin Orthop Relat Res 266
254. Thermann H, Zwipp H, Milbradt H, Reimer P (1989) Die Ultraschallsonographie in der Diagnostik und Verlaufskontrolle der Achillessehnenruptur. Unfallchirurg 92: 266–273
255. Thermann H, Zwipp H, Tscherne H (1992) Operative versus konservative Behandlung der frischen Achillessehnenruptur. Hefte Unfallheilk 222: 83–94
256. Thomas JL (1902) Ambulatory treatment of a ruptured tendo Achillis. Br Med J I: 137
257. Thompson TC, Docherty JH (1982) Spontaneous rupture of tendon of Achilles: A new clinical diagnostic test. J Trauma 2: 126–129
258. Tittel K, Otto H (1970) Der Einfluß eines Lauftrainings unterschiedlicher Dauer und Intensität auf die Hypertrophie, Zugfestigkeit und Dehnungsfähigkeit des straffen, kollagenen Bindegewebes (am Beispiel der Achillessehne). Med Sport 10: 308–315
259. Tittel K (1973) Zur Anpassungsfähigkeit einiger Gewebe des Bewegungs- und Halteapparats an Belastungen unterschiedlicher Dauer und Intensität. Med Sport 13: 147
260. Date T (1986) The influence of exercise in the healing of rabbit Achilles tendon. J Jpn Orthop Ass 60: 449–454
261. Torri G, Lozej E, Cerea P, Misto R (1986) The use of fibrin sealant (Tissucol) in hemophilic orthopedic surgery. Springer, Berlin Heidelberg New York Tokyo (Traumatol Orthop 7
262. Toygar O (1947) Subcutane Ruptur der Achillessehne. Helv Chir Acta 14: 209
263. Trillat A (1967) Traitement des ruptures anciennes du tendon d'Achille (transfertplastie du court peronier lateral). Lyon Chir 63: 603
264. Trillat A, Mounier-Kuhn A (1971) Les ruptures du tendon d'Achille. Lyon Chir 67: 34–38
265. Viidik A (1969) Tensile strength properties of Achilles tendon system in trained and untrained rabbits. Acta Orthop Scand 40: 261–272
266. Vis JH (1957) Histological investigations into the attachements of tendons and ligaments to the mammalian skeleton. Kon Ned Adad Wet 60: 147–157
267. Wählby L (1981) Achilles tendon injury – Structure of rabbit calf muscles after tendon repair with removable traction suture. Acta Chir Scand 147: 37–41
268. Wardenburg (1793) Von den verschiedenen Verbandarten zur Wiedervereinigung getrennter Achillessehnen und den Mitteln sie zu vervollkommnen. Göttingen, 1793
269. Wassermann F (1954) Fibrillogenesis in the regenerating rat tendon with special reference to growth and composition of the collagenous fibril. Am J Anatol 94: 399–438
270. Weber B (1947) Über Rupturen und offene Verletzungen der Achillessehne. Med Dissertation, Universität Göttingen
271. Weinstabl R, Stiskal M, Neuhold A, Aamlid B, Hertz H (1991) Classifying calcaneal tendon injury according to MRI findings. J Bone Joint Surg [Br] 73: 663–665
272. Welsh RP, Macnan I, Riley V (1971) Biomechanical studies of rabbit tendon. Clin Orthop 81: 171–177
273. White JW (1943) Torsion of the Achilles tendon: Its surgical significance. Arch Surg 46: 784–787

274. Whittaker P, Canham PB (1991) Demonstration of quantitative fabric analysis of tendon collagen using two-dimensional polarized light microscopy. Matrix 11: 56–62
275. Wilhelm K, Steger EG, Schmidt GP (1973) Eine neue Versuchsanordnung zur Belastungsprüfung von Achillessehnen. Res Exp Med 160: 80
276. Wilhelm K, Kreusser TH (1990) Belastbarkeit von Kapsel- und Sehnengewebe. Sportverl Sportschad 4: 14–21
277. Wille E (1965) Experimentelle Versuche über die Rißfestigkeit der menschlichen Achillessehne am Knochen-Sehnen-Muskelpräparat. Med Dissertation, Universität München
278. Williams IF, Nicholls JS, Goodship AE, Silver IA (1986) Experimental treatment of tendon injury with heparin. Br J Plast Surg 39: 367–372
279. Winter U, Arens W (1986) Versorgung frischer Achillessehnenrupturen mit dem Fibrinkleber. Hefte Unfallheilk 81
280. Woittiez RD, Heerkens YF, Huijing PA, Rozendal RH (1989) Growth of medial gastrocnemius muscle and Achilles tendon in wistar rats. Anat Anz Jena 168: 371–380
281. Wood GC, Keech MK (1960) The formation of fibrils from collagen solutions I. Biochem J 75: 588–598
282. Wynston LK, Nagamani MR (1965) Fractionation of tropocollagen subunits. Structure and finction of connective and skeletal tissue. Butterworth London, pp 207–215
283. Yamada H (1970) Strength of biological materials. Williams & Wilkins, Baltimore
284. Zwipp H, Tscherne H, Hoffmann R, Thermann H (1988) Riß der Knöchelbänder: Operativ oder konservativ? Dtsch Ärzteblatt 42: 2019
285. Zwipp H, Südkamp N, Thermann H, Samek N (1989) Die Achillessehnenruptur: 10-Jahresspätergebnisse nach operativer Behandlung – Eine retrospektive Studie. Unfallchirurg 92: 554–559

Anhang: Die biomechanische Testung der Achillessehnenheilung am Kaninchentiermodell in verschiedenen Heilungsstadien

Mittelwerte der Sehnenlänge im Vergleich zur gesunden Seite in % ± S.E.M. Gruppe Naht, Fibrin, konservativ ($n=6$)

Zeitraum	Naht	Fibrin	Konservativ
14 Tage	124,33 ± 3,57	140,38 ± 1,27	113,40 ± 4,17
1 Monat	130,35 ± 6,39	117,23 ± 6,42	136,23 ± 3,90
2 Monate	116,82 ± 7,68	130,45 ± 4,92	130,05 ± 2,41
3 Monate	122,12 ± 4,35	131,62 ± 6,79	121,72 ± 4,69

Mittelwerte des Sehnenquerschnittes im Vergleich zur gesunden Seite in % ± S.E.M. Gruppe Naht, Fibrin, konservativ ($n=6$)

Zeitraum	Naht	Fibrin	Konservativ
14 Tage	208,68 ± 36,95	154,62 ± 14,82	222,42 ± 38,59
1 Monat	176,92 ± 11,38	196,13 ± 24,67	158,22 ± 13,62
2 Monate	116,07 ± 8,75	153,67 ± 10,66	146,00 ± 12,37
3 Monate	106,53 ± 18,91	107,73 ± 6,06	122,77 ± 9,90

Mittelwerte der Fmax im Vergleich zur gesunden Seite in % ± S.E.M. Gruppe Naht, Fibrin, konservativ ($n=6$)

Zeitraum	Naht	Fibrin	Konservativ
14 Tage	53,4 ± 7,52	71,38 ± 7,02	37,73 ± 5,71
1 Monat	113,45 ± 9,15	89,58 ± 12,41	71,55 ± 5,71
2 Monate	84,4 ± 15,46	118,23 ± 15,39	99,07 ± 12,69
3 Monate	96,2 ± 14,08	78,97 ± 7,98	84,60 ± 17,12

Mittelwerte der Energie im Vergleich zur gesunden Seite in % ± S.E.M. Gruppe Naht, Fibrin, konservativ ($n=6$)

Zeitraum	Naht	Fibrin	Konservativ
14 Tage	79,52 ± 11,58	87,95 ± 10,19	62,9 ± 5,34
1 Monat	127,07 ± 7,29	105,18 ± 19,84	93,73 ± 7,92
2 Monate	102,13 ± 19,38	148,12 ± 27,07	86,17 ± 18,18
3 Monate	128,58 ± 21,04	95,7 ± 4,2	103,65 ± 23,15

Mittelwerte der Elongation im Vergleich zur gesunden Seite in % ± S.E.M. Gruppe Naht, Fibrin, konservativ (*n*=6)

Zeitraum	Naht	Fibrin	Konservativ
14 Tage	90,25 ± 10,75	144,35 ± 18,64	109,73 ± 13,78
1 Monat	133,68 ± 13,82	103,88 ± 15,53	107,52 ± 12,06
2 Monate	116,82 ± 14,42	110,73 ± 23,20	112,33 ± 9,15
3 Monate	106,07 ± 12,13	104,78 ± 17,00	78,18 ± 3,48

Mittelwerte der Höchstspannung bzw. Festigkeit im Vergleich zur gesunden Seite in % ± S.E.M. Gruppe Naht, Fibrin konservativ (*n*=6)

Zeitraum	Naht	Fibrin	Konservativ
14 Tage	30,60 ± 6,41	47,2 ± 4,05	19,80 ± 3,97
1 Monat	50,68 ± 4,52	54,10 ± 9,02	47,20 ± 6,24
2 Monate	70,85 ± 8,35	76,98 ± 9,73	69,20 ± 9,61
3 Monate	107,17 ± 24,29	79,75 ± 6,55	71,60 ± 16,30

Mittelwerte der Steifigkeit im Vergleich zur gesunden Seite in % ± S.E.M. Gruppe Naht, Fibrin, konservativ (*n*=6)

Zeitraum	Naht	Fibrin	Konservativ
14 Tage	51,82 ± 8,78	46,45 ± 4,42	22,87 ± 3,56
1 Monat	66,63 ± 4,64	84,70 ± 9,23	53,62 ± 6,42
2 Monate	67,62 ± 17,12	99,63 ± 19,90	73,45 ± 16,08
3 Monate	76,72 ± 15,36	70,90 ± 5,35	67,62 ± 10,78

Sachverzeichnis

Achillessehne (siehe auch Sehnen)
– Belastung/Belastbarkeit 14, 20
– Durchblutung 7
– Durchblutungsverminderung 18
– Innervierung 7
– mechanische Eigenschaften 13
– mechanische Schädigungen 16
– Reißkraft 13, 110, 111
– Sehnenquerschnitt 6, 77, 78, 108
– Sonoanatomie 42
– Steifigkeit 109
– Trainierbarkeit 15
Achillessehnenruptur
– Ätiopathogenese 19
– Computertomographie 27
– Elektronenmikroskopie 17
– klinische Untersuchungsmethoden 25
– klinische Zeichen 25
– Lichtmikroskopie 17
– Restkraft 12
– Rupturlokalisation 22
– Rupturmechanismus 22, 36
Achillessehnensonographie (siehe auch Ultraschallsonographie) 37 ff.
Achillodynie 19
Alter/Alterung 16, 21
– Dehnung, Altersguppen 83
Anatomie
– funktionelle 9 ff.
– topographische 4 ff.
Arbeitsfähigkeit 36
Arbeitsunfähigkeit 122
Arnersches Zeichen 27
Artefakte 40
– Bogenartefakte 40
Arterien (Arteriae)
– A. tibialis posterior 6
Ätiologie 15
Ätiopathogenese der Achillessehnenruptur 19
Augmentation 117

B-Bild 37
Befestigung, muskulotendineale 76
Befunde, intraoperative 66
Behandlung (siehe Therapie) 30 ff., 48 ff.
Belastbarkeit der Achillessehne 14
– Belastungsversuche 16
– statische 74, 84
Bewertungsscore 68, 69
biomechanische Prüfung 97
biometrische Prüfung 114, 115
Blutgruppe 21
Bunell-Naht 119

Computertomographie 27
„crossing"-Phänomen 35
„curved-array-scanner" 38

Definition des Krankheitsbildes 4
Degeneration 16, 17
– mukoide 17
Dehnung
– Dehnungs-Spannungs-Kurve 14
– bei verschiedenen Altersgruppen 83
digitale Radiographie 28
Dokumentation, Studien-/Versuchsprotokoll 49, 93
Durchblutungsverminderung, Achillessehne 18

Echomorphologie 43
Echozeit T_E, Kernspintomographie 45, 46
Einspannungsverfahren 76
Elastizitätsmodul 83
Elektronenmikroskopie, Achillessehnenruptur 17
Elongation 14, 15, 113, 114
Endotendinium 6
Erstuntersuchung 122
Evaluation 25 ff.
– durch Kerspintomographie 37 ff.
– durch Ultraschallsonographie 37 ff.

Sachverzeichnis

Fersenschmerz 28
Fibrillen 8
Fibrillogenese 9
Fibrinklebesystem 87, 119
Fibrinklebung 34, 104, 106
Fibroblasten 9
Fibrozyten 9
Freizeitsportler 25
funktionelle Anatomie 9 ff.

Gesamtergebnis 122
Geschlecht 21
Granulationsgewebe 89
Griffelschachtelplastik 33

H-förmige Naht 119
Hippokrates 2
Histologie/histologische Untersuchung 88, 99
Hochleistungssportler 120

Impedanzsprung 38
Innervierung der Achillessehne 7
intraoperative Befunde 66
Inzidenz 20

Kagersches Dreieck 27
Kernspintomographie, Evaluation durch 44 ff.
– Echozeit T_E 45
– Initialbefunde 63
– Physik 44
– Signalerzeugung 44
– T_1-Zeit 45, 46
– T_2-Zeit 45, 46
Kessler-Naht 86, 119
Klassifikation, sonomorphologische 54
Kollagen
– Kollagenbildung 9
– Kollagenmodell 8
– Mukopolysaccharid-Kollagen-Verbindungen 9
Kontrollgruppe 92
Kortikosteroidbehandlung 19
Kraftmessung, dynamometrische 67, 68, 122

Lea 30
Lichtmikroskopie, Achillessehnenruptur 17, 100
„linear-array-scanner" 38
mechanische Schädigungen 16
Monitoring, sonographisches 57
„mop-end-tear" 86, 90
mukoide Degeneration 17
Mukopolysaccharide 8, 9
– Mukopolysaccharid-Kollagen-Verbindungen 9
Muskeln/Musculus
– M. gastrocnemius 4, 10

– M. soleus 4
muskulotendineale Befestigung 76

Nachbehandlung 35, 52
– Behandlungsprogramm 52
Nadeltest 26
Naht/Nahtgruppe 86, 104, 106
– Bunell-Naht 119
– Kessler-Naht 86, 119
– Nahttechnik 32
Narbengewebereifung 89
Neofrakt-Verband 36

Operation/operative Verfahren 31
– Methoden 31
– Zeitpunkt 31

Pare, Ambroise 2
Peritenonium 6
Peroneus-brevis-Plastik 33
Phänomenologie 20 ff.
Plantarflexoren, Arbeitsleistung 12
Plastiken 33
plastisches Verhalten 14
Präparateinspannung 97
Präparatfixierung 119
Primärbündel 8
Primärdiagnostik 43
Prüfung, biomechanische 97, 98
– Prüfungsaufbau 97, 98
– Präparateinspannung 97, 98
100-Punkte-Score 121

Radiographie, digitale 28
„Real-time"-Sonographie 37
Reflex, wandernder 41
Reißkraft/Reißfestigkeit der Achillessehne 13, 110, 111
– biomechanische Untersuchung 74 ff.
„Remodelling" 65
– „tissue remodellings" 122
Restkraft, Achillessehnenruptur 12
Rupturlokalisation 22
Rupturmechanismus 22, 36

Schallgeschwindigkeit 38
Schallintensität 39
Schallschatten 40
Schlußfolgerungen 72
Schmerz, Fersenschmerz 28
Schuhbehandlung, mobile 123
Score
– Bewertungsscore 68, 69
– 100-Punkte-Score 121
Sehnenbelastbarkeit 14
Sehnendicke, sonographische 62
Sehnenfibrillen 6

Sehnenheilung, sonographische Evaluation 100
Sehnenlänge 109
Sehnenquerschnitt 6, 77, 78, 108
Sehnentransplantate, xenogene 118
Sekundärbündel 8
Signalerzeugung, Kernspintomographie 44
Signifikanzen 115
Smith 30
Sonoanatomie, Achillessehne 42
Sonographie (siehe Ultraschall)
sonomorphologische Klassifikation 54
Spannungs-Dehnungs-Diagramm 13
Spannungszustände, Wadenmuskel-Achillessehnen-System 11
Spezialorthese 96
Spezialschuh „Variostabil" 50, 51
Spontanrupturen 18
Sport
– Freizeitsportler 25
– Hochleistungssportler 120
– Profisportler 123
– Sportarten 23
– Sportfähigkeit 68
– „Tennis-leg" 22, 26, 28, 43
statische Belastbarkeit 74, 84
statistische Analyse 116
Steifigkeit der Achillessehne 109
Strukturveränderungen 56
Studie, prospektiv-randomisierte 53
Studienprotokoll 49
Subfibrillen (Tropokollagen) 8

T_1- und T_2-Zeit, Kernspintomographie 45, 46
Temperatureinfluß 15
Tendolipomatosis 17
Tendopathie 17, 18
– hypoxisch degenerative 17
– kalzifizierende 18
„Tennis-leg" 22, 26, 28, 43
Tenotomie 86
– Operationstechnik 95
Tertiärbündel 8
Tests
– biometrische Prüfung 114, 115
– Kraftmessung, dynamometrische 67, 68, 122
– Nadeltest 26
– Thompson- 26, 67
– Zwick-Zugprüfmaschine, biomechanische Testung 107
TGC-Verstärkung 39
Therapie 30 ff., 48 ff.
– funktionelles Behandlungskonzept 48 ff.
– konservativ-immobilisierende 30
– Nachbehandlungsprogramm 52
– Therapieindikation 71
Thompson-Test 26, 67

Tierhaltung 92
Tiermaterial 92
Tiermodell 86 ff.
„tissue remodellings" 122
topographische Anatomie 4 ff.
Toygarscher Winkel 27
Trainierbarkeit der Achillessehne 15
Transplantat, xenogene Sehnentransplantate 118
Transplantationschirurgie 19
Tropokollagen (Subfibrillen) 8

Ultraschallsonographie/Ultraschalluntersuchung 37 ff., 90, 91
– Artefakte/Artefaktbildung 39
–– Bogenartefakte 40
– Auflösung 40
–– axiale 40
–– lineare 40
– Behandlungskriterien, sonographische 123
– dynamische Sonographie 50
– Evaluation durch 37 ff.
– Fernfeld 40
– Fokuszone 40
– Monitoring, sonographisches 57
– Nahfeld 40
– Physik 37
– Primärdiagnostik 43
– „Real-time"-Sonographie 37
– Schallgeschwindigkeit 38
– Schallintensität 39
– Schallschatten 40
– Sehnendicke, sonographische 62
– Sonoanatomie 42
– Technik 40, 41
Umkehrplastik 33
Universalprüfmaschine (UPM) 75
Untersuchung (siehe auch Tests)
– biomechanische, Reißfestigkeit der Achillessehne 74 ff.
– Erstuntersuchung 122
– histologische 99
– klinische Untersuchungsmethoden, Achillessehnenruptur 25
– Ultraschalluntersuchung (siehe auch Ultraschallsonographie) 37 ff., 90, 91

Variostabil Spezialschuh 50, 51
Vaskularisation 6, 19
Verbände
– Neofrakt- 36
Verhalten, plastisches 14
Versuchsgruppen 92

Wadenmuskel-Achillessehnen-System, Spannungszustände 11

Wadenumfangmessung 67
Weichteilröntgenaufnahmen 26
Wiederholungsechos 41

Zwei-Lappen-Umkehrplastik 33
Zwick-Zugprüfmaschine, biomechanische Testung 107

Springer-Verlag und Umwelt

Als internationaler wissenschaftlicher Verlag sind wir uns unserer besonderen Verpflichtung der Umwelt gegenüber bewußt und beziehen umweltorientierte Grundsätze in Unternehmensentscheidungen mit ein.

Von unseren Geschäftspartnern (Druckereien, Papierfabriken, Verpackungsherstellern usw.) verlangen wir, daß sie sowohl beim Herstellungsprozeß selbst als auch beim Einsatz der zur Verwendung kommenden Materialien ökologische Gesichtspunkte berücksichtigen.

Das für dieses Buch verwendete Papier ist aus chlorfrei bzw. chlorarm hergestelltem Zellstoff gefertigt und im pH-Wert neutral.

Druck: Saladruck, Berlin
Verarbeitung: Buchbinderei Lüderitz & Bauer, Berlin